Prof. Dr. Michaela Döll

NATÜRLICH JUNG

mit Antioxidantien

Prof. Dr. Michaela Döll

NATÜRLICH JUNG

mit Antioxidantien

Ein starkes Herz
Mehr Gehirnleistung
Vitales Altern
Krebsvorsorge

HERBiG

Wichtige Hinweise

Die Wissenschaft ist ständig im Fluss. Die vorliegenden Informationen beruhen auf gründlicher Recherche der Autorin. Ziel des Buches ist es, die modernen Erkenntnisse der medizinischen Forschung aufzuzeigen, wobei die Betreuung durch einen Therapeuten hiermit nicht ersetzt werden soll. Alle Angaben, Empfehlungen und Informationen (auch zu den genannten Medikamenten) sind ohne jegliche Verpflichtung oder Garantie der Autorin.

Für die Angaben zu den aufgeführten Produkten kann weder seitens der Autorin noch seitens des Verlages eine Gewähr übernommen werden. Der Leser sollte in jedem Fall seinen Therapeuten um Rat fragen, verordnete Medikamente nicht eigenmächtig absetzen und die Anwendung der hier genannten Präparate auf seinen speziellen Bedarfsfall vom betreuenden Therapeuten prüfen lassen.

Prof. Dr. Michaela Döll im Internet:

www.prof.drmdoell.de

überarbeitete Neuausgabe
© 2016 F. A. Herbig Verlagsbuchhandlung GmbH, München
© 2006 F. A. Herbig Verlagsbuchhandlung GmbH, München
Alle Rechte vorbehalten
Umschlaggestaltung: Wolfgang Heinzel
Satz: VerlagsService Dietmar Schmitz GmbH, Heimstetten
Gesetzt aus: 10/14 pt Frutiger LT Pro Light
Druck und Binden: Finidr s.r.o.
Printed in the EU
ISBN 978-3-7766-2784-8

Auch als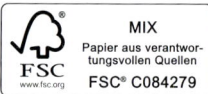

www.herbig-verlag.de

FSC
www.fsc.org

MIX
Papier aus verantwor-
tungsvollen Quellen
FSC® C084279

INHALT

VORWORT

Das Thema »Antiaging« boomt – noch nie haben wir uns gegen das Älterwerden bzw. das »Altsein« so sehr gewehrt wie in der heutigen Zeit. Dabei wird uns von den Altersforschern eine immer höhere Lebenserwartung vorhergesagt und die Chancen auf ein langes Leben stehen gut. Während die allgemeine Lebenserwartung um die Jahrhundertwende etwa 40 bis 45 Jahre betrug, liegt diese mittlerweile bei etwa 75 bis 78 Jahren. Man schätzt, dass sich der Anteil der über 65-Jährigen – bis hin zu den Hochbetagten – in den nächsten Jahrzehnten verdoppeln wird. Der medizinische Fortschritt und bessere hygienische Verhältnisse haben diese Entwicklung möglich gemacht. Das bedeutet allerdings auch, dass unser Körper mit all seinen Organen möglichst lange funktionstüchtig bleiben muss.

Wie sieht nun die Realität aus? Mit zunehmendem Alter steigt – statistisch gesehen – die Gefahr für gesundheitliche Beeinträchtigungen und Erkrankungen. 96 Prozent der 70-jährigen Deutschen, also praktisch jeder, haben mindestens eine Erkrankung. Jeder Dritte muss mit fünf oder noch mehr Leiden klarkommen. Bereits heute haben wir über zwei Millionen Pflegebedürftige – mit einer drastischen Zunahme der Fälle wird in Zukunft gerechnet werden müssen. Etwa zwei Drittel der Betroffenen werden zu Hause gepflegt, wobei die Töchter und Schwiegertöchter die größte Pflegelast tragen!

Ältere Menschen nehmen die höchsten Ausgaben in unserem Gesundheitswesen in Anspruch – ein Zeichen dafür, dass es mit ihrer körperlichen Fitness nicht zum Besten bestellt sein kann. Dabei ist Altern keine Krankheit und man geht davon aus, dass sich durch die Eindämmung der vorherrschenden Volksleiden Herzinfarkt, Schlaganfall und Krebs die durchschnittliche Lebenserwartung um schätzungsweise weitere 15 Jahre erhöhen ließe. Die Todesursache Nr. 1 wäre dann die »Altersschwäche«!

Eine weitere verblüffende Erkenntnis lehrt uns, dass das chronologische Alter und das biologische Alter (körperliche und geistige Fitness) um mehr als 20 Jahre voneinander abweichen können. Durch die richtige Lebensweise kann die biologische Uhr, nach Schätzungen der Mediziner, um bis zu 10 Jahre zurückgedreht werden!

Was also fangen wir an mit den gewonnenen Jahren? Wollen Sie zu den kranken, betreuungsbedürftigen Alten oder zu den fitten älteren Menschen zählen, die ihr Leben noch zu genießen verstehen? Ist es nicht eher erstrebenswert, die Gesundheitsspanne der Lebensspanne anzupassen und sich – möglichst frühzeitig – um einen Lebensstil zu bemühen, der uns auch im Alter ein Leben bei guter Lebensqualität beschert? Sie haben die Wahl!

Prof. Dr. Michaela Döll

ANTIAGING –
EINE SEHR PERSÖNLICHE
ANGELEGENHEIT

WUSSTEN SIE, DASS

- die Leistungsfähigkeit unseres Körpers bereits nach dem 35. Lebensjahr um etwa 5 Prozent *jährlich* zurückgeht?
- die Anwendung der klassischen Hormonersatztherapie für Frauen nach den Wechseljahren offensichtlich doch nicht vor Herz-Kreislauf-Erkrankungen schützt und dagegen das Risiko für Brustkrebs erhöhen kann?
- die Benutzung von Zahnseide lebensverlängernd wirken kann?
- Lebensstilfaktoren von größerem Einfluss auf Ihre Lebensdauer sind als Ihre Erbanlagen?
- Optimisten nachgewiesenermaßen länger leben?

13

Was uns »alt« macht

Viele Menschen möchten alt werden, aber alt sein – das möchte nahezu niemand in unserer Gesellschaft. Aber wie kann es gelingen, bei guter Gesundheit ein hohes Lebensalter zu erreichen? Das Altwerden hängt in erster Linie von persönlichen Faktoren ab, die wir zum Teil selbst in der Hand haben. Die erblichen Komponenten sind dabei eher von untergeordneter Bedeutung. So haben Forschungsdaten ergeben, dass die erbliche Veranlagung nur zu etwa 20 bis 25 Prozent für die Lebenserwartung verantwortlich gemacht werden kann.

Neuere Untersuchungen weisen vielmehr darauf hin, dass der Einfluss der Lebensführung (Ernährung, Umwelt, Schlaf, Bewegung) sogar so groß ist, dass er »gute« Erbanlagen durch einen schlechten Lebensstil zunichtemachen und »schlechte« Erbanlagen überlisten kann.

Auch das im Alter nachlassende Immunsystem dürfte eine Rolle für die allgemeine Verschlechterung der körperlichen Verfassung älterer Menschen spielen. Das Abwehrsystem wird mit den Jahren nachlässig, kommt seiner Kontrollfunktion nicht mehr optimal nach und lässt Fehler, die bei der Neubildung und Vermehrung der Körperzellen auftreten können, leichter durchgehen. Damit wird der Körper mit zunehmendem Alter anfälliger für Infekte, aber auch für ernste Erkrankungen wie beispielsweise Krebs.

Die in den vergangenen Jahren und Jahrzehnten wohl brisanteste Alterungstheorie zielt auf die Schädigung des Körpers durch freie Radikale ab. Diese aggressiven kleinen Teilchen werden in unserem Körper bei einer Reihe von Vorgängen gebildet und können auch durch Umweltfaktoren vermehrt freigesetzt werden. Die schädlichen freien Radikale lassen uns mit zunehmendem Alter »ranzig« werden und fördern eine Vielzahl von Erkrankungen. Auch Entzündungen, die sich z.B. in den Blutgefäßen unbemerkt breitmachen können, treiben den Alterungsprozess voran und begünstigen chronisch-degenerative Erkrankungen wie z.B. Krebs, Herz-, Kreislauferkrankungen, die Alzheimerkrankheit, Diabetes mellitus oder auch altersbedingte Augenerkrankungen.

In den weiteren Kapiteln erfahren Sie, wie Sie sich vor den schädlichen freien Radikalen schützen und Ihr persönliches Entzündungsrisiko minimieren können. Erfahren Sie zudem alles Wissenswerte über ein gesundes, vitales Altern und die Erhaltung Ihrer körperlichen und geistigen Fitness – und das ohne die Anwendung umstrittener »Antiaging-Hormone«. Doch zuvor sollten Sie Ihren Lebensstil »checken« und schauen, wie gut Ihre (bisherigen) Chancen auf ein langes Leben stehen.

Wie stehen Ihre persönlichen Chancen für ein gesundes, langes Leben?

Wir können unsere Gesundheit und unsere Lebensspanne durch unseren Lebensstil in vielfacher Weise selbst mitbestimmen – wir müssen nur immer wieder die richtigen Entscheidungen für uns treffen.

14

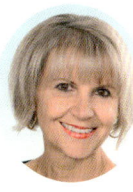

WAS ICH IHNEN RATE

Überprüfen Sie Ihren Lebensstil – Veränderungen können viel bewirken.

SIE SIND SO ALT WIE IHRE GEFÄSSE!

Fangen wir mit dem Gefäßsystem an: Wie alt oder wie jung wir sind, hängt ganz wesentlich von der Elastizität unserer Gefäße ab. Leider nimmt diese durch Ernährungsfehler und Bewegungsmangel mit zunehmendem Alter ab – die Gefäßwände werden starr und es bilden sich Ablagerungen, die den Blutfluss in diesem wichtigen Versorgungssystem unseres Körpers behindern. Bluthochdruck, erhöhte Blutfettwerte und die Zuckerkrankheit sind hierbei von Nachteil und sollten daher überwacht und – bei Bedarf – auch behandelt werden.

Allerdings sind in den letzten Jahren neue Risikofaktoren (wie z. B. »Freie Radikale«, »Entzündungen« oder »Homocystein«) für Herz-Kreislauf-Erkrankungen hinzugekommen. Mehr dazu erfahren Sie ab Seite 69 in diesem Buch.

15

KÜNSTLICHE HORMONE – NEIN DANKE!

Vielfach werden Frauen nach den Wechseljahren Hormone zur Senkung des Herz-, Kreislauferkrankungs- und Osteoporose-Risikos verordnet. Leider hat das Ergebnis einer groß angelegten Untersuchung aus dem Jahr 2002 (»Women's Health Initiative« = WHI-Studie) mit etwa 16 000 Frauen zu einer erschreckend anderen Information geführt: über 40 Prozent mehr Schlaganfälle, 30 Prozent mehr Herzinfarkte, doppelt so viele Gefäßverschlüsse (Thrombosen) und 25 Prozent mehr Brustkrebs in der Gruppe der Frauen, die Hormone einnahmen, im Vergleich zu der Gruppe, die stattdessen eine Zuckerpille (Placebo) bekam! Die Studie, die eigentlich über acht Jahre laufen sollte, musste nach fünf Jahren vorzeitig abgebrochen werden, um die teilnehmenden Frauen nicht weiter gesundheitlich zu gefährden. Zwar ließ sich unter der Hormongabe die Anzahl der Knochenbrüche vermindern – dieser gesundheitliche Vorteil wiegt aber, nach der offiziellen Beurteilung der Untersuchung, die Risiken nicht auf. Inzwischen wird von einer Langzeittherapie mit den Östrogen-Gestagen-Kombinationen abgeraten!

Auch in Bezug auf das Alzheimer-Risiko wird die Behandlung mit künstlichen Hormonen als möglicherweise relevant eingestuft. Während man lange Zeit vermutet hatte, dass die Hormonkombination vor Gehirnleistungsstörungen schützt, liegen nun Hinweise darauf vor, dass sich während der Einnahme das Auftreten der Alzheimer'schen Erkrankung deutlich erhöhen kann. Wie man Wechseljahresbeschwerden mit natürlichen Pflanzenextrakten zu Leibe rücken kann, erfahren Sie ab Seite 61.

WIE STEHT ES MIT IHRER ERNÄHRUNG?

Die mit dem Alter immer häufiger auftretenden Zivilisationserkrankungen (z. B. Herz-Kreislauf-Erkrankungen und Krebs) sind zu mindestens 60 bis 80 Prozent ernährungsbedingt! Obst und Gemüse, welches möglichst »bunt« (d. h. möglichst viele verschiedene Sorten in verschiedenen Farben) mindestens fünf Mal am Tag (»five a day«) verzehrt werden sollte, stärkt das Abwehrsystem, hemmt Entzündungen, schützt uns vor den genannten Krankheiten und wirkt damit lebensverlängernd. Erfahren Sie ab Seite 53, warum und wie die »Pflanzenpower« unsere Gesundheit günstig beeinflussen und uns vor Krebs, Herzinfarkt, Schlaganfall, Augenerkrankungen, Demenzen und vielen weiteren Erkrankungen schützen kann.

Übrigens: Menschen, die hin und wieder Fleisch essen, leben länger als diejenigen, die völlig auf Fleisch verzichten. Das hat eine Studie des Krebsforschungszentrums in Heidelberg nun ergeben.

Empfehlenswert ist es, sich immer nur zu etwa 80 Prozent satt zu essen. Das wirkt lebensverlängernd. Weniger ist hier eindeutig mehr. Noch besser ist in diesem Zusammenhang das »Dinner Cancelling« – versuchen Sie ein- oder zweimal in der Woche (je öfter desto besser), das Abendessen auszulassen. Auch das treibt die »Überlebensgene« an und entlastet den Stoffwechsel.

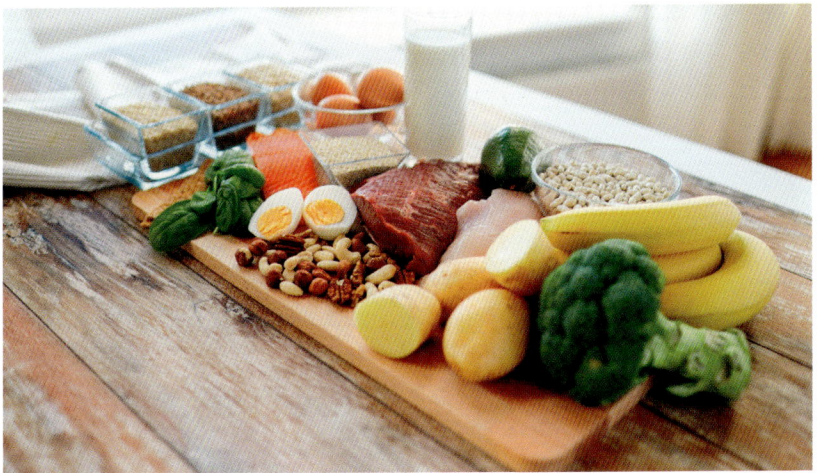

Eine möglichst ausgewogene und vielseitige Ernährung schützt vor zahlreichen Krankheiten.

17

ZU VIEL GLUKOSE MACHT ALT!

Ein ganz wichtiger Brennstoff für unsere Körperzellen ist die Glukose (Traubenzucker), die bei Bedarf sehr schnell in Energie überführt werden kann. Für gewöhnlich wird dieser Energielieferant »wohldosiert« eingesetzt: Im Blut zirkuliert normalerweise nur etwa ein Gramm Glukose/Liter. Die Feinregulierung übernimmt dabei ein Hormon – das Insulin –, welches von der Bauchspeicheldrüse, je nach Bedarf, abgegeben wird.

Bei der Zuckerkrankheit ist die Bauchspeicheldrüse nicht in der Lage, genügend Insulin zu bilden. Dieses wird aber benötigt, um den Traubenzucker aus dem Blut in die Zellen zu schaffen. Der Zucker häuft sich im Blut an und wird schließlich vermehrt über die Nieren ausgeschieden – die Zuckerkrankheit ist auf diesen Wegen nachweisbar.

Nun hat aber der gleichzeitig mit dem Blut beförderte Sauerstoff ein besonderes Bestreben, sich mit den Zuckerbausteinen zu verbinden. Dabei entstehen aggressive freie Radikale, welche die Gefäße und die Nervenzellen schädigen und frühzeitig altern lassen.

Damit aber noch nicht genug – die Glukose »hängt sich« an den roten Blutfarbstoff, das Hämoglobin, und »verzuckert« diesen Eiweißbaustein. Ebenso werden andere im Blut vorkommende wichtige Eiweiße von der freien Glukose »umgarnt«. Diese Vorgänge tragen wesentlich zum Alterungsprozess bei und können auch chronisch-degenerative Erkrankungen begünstigen. Die »Eiweißverzuckerung« findet bei jedem Menschen statt – allerdings bei Zuckerkranken in einem viel stärkeren Maß.

Mit der Zeit werden die Zucker-Eiweiß-Komplexe (Advanced Glycation Endproducts = AGEs) umgebaut und in den Gefäßen abgelagert. Dieses führt beim Diabetiker zu den gefürchteten Folgeschäden der Erkrankung: Es können sich z. B. Durchblutungsstörungen in den feinsten Haargefäßen der Augen und in den Nieren einstellen.

ZUCKER BEGÜNSTIGT ENTZÜNDUNGEN

Wenn Sie sich zum Beispiel beim Sport den Knöchel verstaucht haben, dann wird dieser dick, rot, schwillt an und schmerzt. Das sind die typischen Entzündungszeichen. Jedoch nicht immer sind entzündliche Prozesse auf diese Weise erkennbar. Vielfach schwelen die »Feuerstellen« unbemerkt im Körper – man spricht daher auch von unbemerkten, stillen oder niedriggradigen Entzündungen. Diese können durch einen entzündungsfördernden Lebensstil begünstigt werden. Stress, eine Ernährung mit den falschen Fetten und vor allem zu viele Süßigkeiten begünstigen die »Brandherde« im Körper. Diese sind mitbeteiligt an Herzinfarkt, Schlaganfall, Krebserkrankungen, Demenzen und altersbedingten Augenerkrankungen. Zucker und leicht verwertbare Kohlenhydrate sorgen außerdem auf Dauer für eine Überlastung der Bauchspeicheldrüse und führen dazu, dass immer weniger Insulin gebildet wird bzw. die Zellen gegenüber der Insulinwirkung abstumpfen. In der Folge kann es zu einer Ermüdung der Bauchspeicheldrüse kommen, im Zuge derer auch vermehrt entzündungsfördernde Botenstoffe freigesetzt werden. So kann man auch bei Diabetikern vermehrt erhöhte »Entzündungsmarker« nachweisen. Daher sollte man nicht allzu häufig in die Tüte mit Süßem greifen.

SIND SIE ÜBERGEWICHTIG?

Auch die Erhaltung des Normalgewichtes spielt für das gesunde Altern eine wesentliche Rolle. Wer übermäßig viele Pfunde auf die Waage bringt, der hat ein höheres Risiko für altersbedingte Erkrankungen wie z. B. Herz-, Kreislauferkrankungen, bestimmte Krebserkrankungen (z. B. Darmkrebs) oder auch Demenzen. Im Körper von übergewichtigen Menschen köcheln ständig Entzündungen. Ebenso werden vermehrt schädliche freie Radikale im Fettgewebe gebildet. Daher ist es empfehlenswert, auf das Körpergewicht zu achten. Diäten bieten hier keine effiziente Hilfestellung. Im Gegenteil. Sie schaden häufig nur und erschweren künftige Bestrebungen, das überschüssige Gewicht erfolgreich loszuwerden. Wenn Sie erfahren möchten, wie man gewichtsreduzierende Maßnahmen mit natürlichen Pflanzenextrakten unterstützen kann, dann lesen Sie ab Seite 77 weiter.

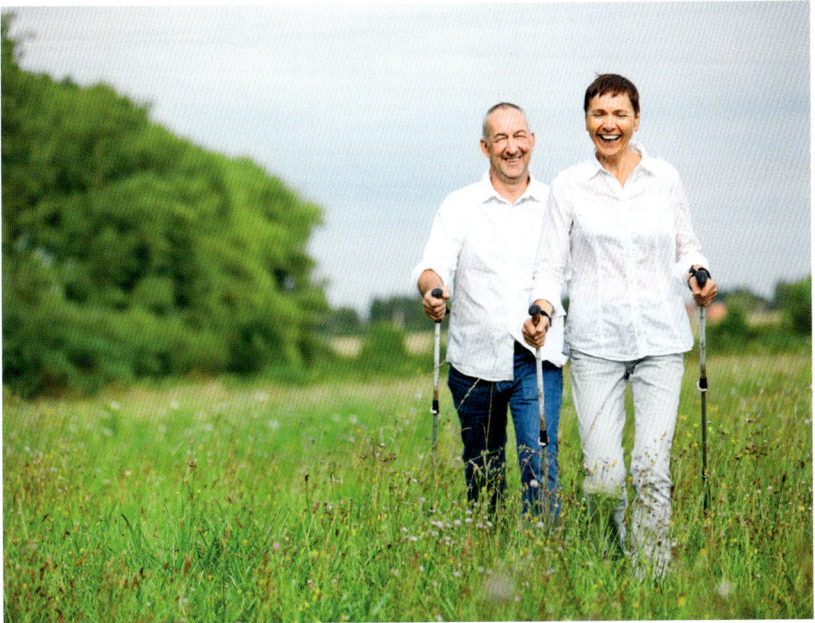

Mit einem Lächeln bewegt durchs Leben – Optimisten leben länger!

SIND SIE KÖRPERLICH UND GEISTIG »BEWEGLICH« ODER GEHÖREN SIE ZU DEN »COUCHPOTATOES«?

Bewegung ist ein ganz wichtiger »lebensverlängernder« Faktor. Moderate Sportarten (z. B. Walking, Gymnastik, Radfahren, Schwimmen) trainieren unsere Muskeln und unser Kreislaufsystem und helfen, dem Knochenschwund (Osteoporose) vorzubeugen. Zudem wirkt regelmäßige sportliche Aktivität dem Übergewicht entgegen. Allerdings gibt es beim Sport einiges zu beachten – Sport ist nur unter der ausreichenden Zufuhr bestimmter Vitalstoffe (z. B. Vitamine) gesund! Informieren Sie sich hierzu ausführlich in Kapitel 3 und 4.

Wer sich geistig betätigt, lebt länger! Nicht nur unsere Muskeln, sondern auch unsere »grauen Zellen« sollten regelmäßig trainiert werden. Psychologen und Altersforscher fanden heraus, dass Menschen, die an politischen und gesellschaftlichen Ereignissen interessiert sind, länger geistig »auf der Höhe« sind und älter werden als diejenigen, die keinen Anteil an diesen Themen nehmen und sich geistig nicht mehr fordern.

20

DIE UMWELT LÄSST UNS RICHTIG »ALT« AUSSEHEN

Die Umweltbelastung hat in den vergangenen Jahrzehnten nachweislich zugenommen. Wir kommen zunehmend mit diesen Fremdstoffen (z. B. über Luft, Haushaltsreiniger, Kleider-, Wohngifte, Nahrung) in Kontakt. Diese schädigen unser Abwehrsystem und gefährden unsere Gesundheit in vielerlei Hinsicht.

Weit verbreitete »Zeitzeugen« der zunehmenden Belastung des Immunsystems durch äußere Einflüsse sind die Allergien. Mittlerweile leidet etwa jeder fünfte Erwachsene und jedes dritte Kind an einer der verschiedenen Allergieformen (z. B. Heuschnupfen, Nahrungsmittel-, Nickelallergie). Auch Autoimmunerkrankungen wie beispielsweise die multiple Sklerose werden möglicherweise durch Schwermetallgifte (z. B. Cadmium, Blei) begünstigt. Umweltgifte (z. B. Pestizide, Schwermetalle) sind weiterhin auch für Fruchtbarkeitsstörungen junger Paare in der Diskussion. In Deutschland ist inzwischen schätzungsweise jedes dritte bis vierte Paar ungewollt kinderlos. Aber auch Krebserkrankungen werden mit der zunehmenden Giftbelastung in Verbindung gebracht. So hat man beispielsweise bei Brustkrebspatientinnen im Vergleich zu gesunden Frauen vermehrt Pestizide nachgewiesen.

STRESS, AUSGEDEHNTE SONNENBÄDER, RAUCHEN UND ALKOHOL RAUBEN UNS ZAHLREICHE LEBENSJAHRE

Stress belastet unseren Körper und macht uns vorzeitig alt – ebenso wie ausgedehnte Sonnenbäder und Solariumbesuche unseren Körper »ranzig« werden und vorzeitig altern lassen. Lesen Sie ab Seite 117, warum die Sonne uns »alt aussehen« lässt und warum nicht nur der »äußere« Schutz mit Sonnenschutzmitteln, sondern auch der »innere« Sonnenschutz wichtig ist und was Sie hierfür tun sollten.

Rauchen, Alkohol und unzureichender Schlaf wirken sich negativ auf unser Immunsystem und unsere Gesundheit aus. Die Genussmittel belasten die entgiftenden Organe und rauben dem Körper wichtige Vitalstoffe (z. B. Vitamin C). Im Schlaf erholt sich das Immunsystem und es werden körpereigene Botenstoffe und Hormone (z. B. das Wachstumshormon) gebildet. Daher ist der erholsame Schlaf eine wichtige »Antiaging-Maßnahme«.

21

SAUBERE, WEISSE ZÄHNE – WEIT MEHR ALS NUR KOSMETIK!

Die Zahnhygiene spielt eine weit größere Rolle für unsere Lebenserwartung, als dies noch vor wenigen Jahren angenommen wurde. Karies und Parodontose begrenzen unser Leben! Untersuchungen haben gezeigt, dass Menschen mit Zahnfleischent-

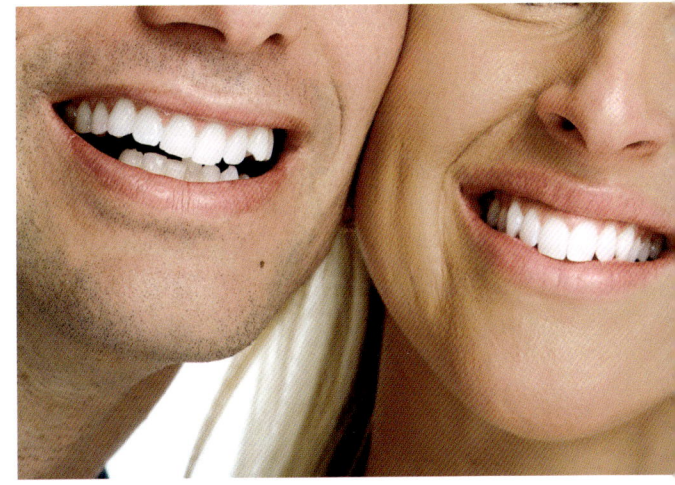

zündungen und Parodontose eine um über 40 Prozent höhere Sterblichkeitsrate haben als Personen ohne diese Probleme. Die Bakterien, die am Zahnkaries und an Zahnfleischentzündungen beteiligt sind, werden verdächtigt, Herzinfarkte und Gehirnschläge zu begünstigen. Eine regelmäßige Mundhygiene und die Anwendung von Zahnseide helfen, diesen Bakterien den Garaus zu machen, und wirken damit lebensverlängernd.

DIE GUTE NACHRICHT: SEX UND EIN GESELLIGES LEBEN HALTEN JUNG!

Sex bringt Ihr Immunsystem in Schwung und stärkt die Abwehrkräfte. Britische Forschungsergebnisse lassen vermuten, dass häufiger Sex (ein- bis zweimal pro Woche) lebensverlängernd wirkt. Selbstverständlich sollte

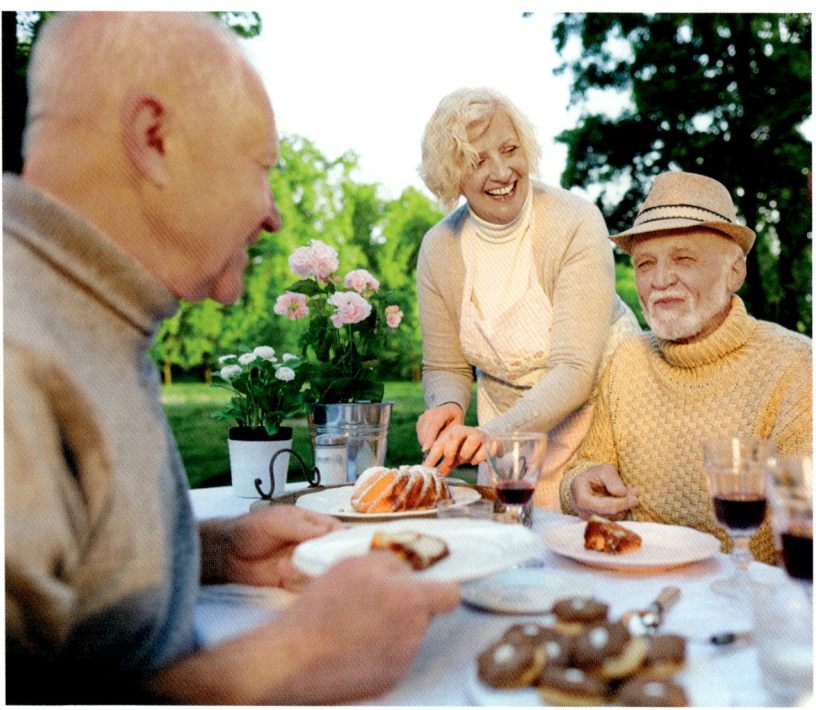

Familie, Freunde und Bekannte: Ein gutes soziales Netzwerk verlängert das Leben.

der Verkehr, im Hinblick auf AIDS und Geschlechtskrankheiten, bei wechselnden Partnern nur »geschützt« erfolgen.

Zu den lebensverlängernden Einflussgrößen zählt zweifellos ein ausgeprägtes »soziales Netzwerk«, welches sich aus Familie, Verwandten, Freunden und Bekannten zusammensetzen kann. Wer sozial eingebunden ist, hat größere Chancen, alt zu werden, als »Eigenbrötler«, die auf Gedankenaustausch und geselliges Zusammensein verzichten!

OPTIMISTEN LEBEN LÄNGER!

Auch die grundlegende Einstellung zum Leben und Altwerden spielt eine erhebliche Rolle. Beim Lachen werden bis zu 80 Muskeln bewegt, der Körper von Glückshormonen überhäuft, das Immunsystem und die Selbstheilungskräfte angeregt. Eine Minute Lachen wird mit etwa 45 Minuten Entspannungstraining gleichgesetzt. Nur leider ist uns offensichtlich das Lachen vergangen: Erwachsene lachen – im Gegensatz zu Kindern, die pro Tag bis zu 400-mal kichern – im Durchschnitt nur noch etwa 15-mal am Tag.

Ebenso wirkt sich eine aktive Lebensgestaltung positiv aus. Eine Untersuchung der Mayo-Klinik in Rochester, USA, kam zu folgendem Ergebnis: Ältere Menschen, die eine positive Einstellung zum Leben hatten, waren auch tatsächlich lange körperlich und geistig rege, erkrankten seltener und lebten länger als ihre pessimistischen Artgenossen. Möglicherweise praktizieren »Schwarzseher« generell einen eher ungesunden Lebensstil, da eine gesundheitsfördernde Lebensweise »ja doch nichts bringt«.

23

Der »Successful Aging Check«

Testen Sie Ihre persönlichen Chancen für ein »gesundes Altwerden«:

Stichwort: »Alter der Vorfahren«

Sind Ihre Eltern (möglichst beide) älter als 80 Jahre geworden? ☐ ja ☐ nein

Sind Ihre Großeltern (möglichst beide) älter als 80 Jahre geworden? ☐ ja ☐ nein

Stichwort: »Bestehende Grunderkrankungen und Arzneimittel«

Gehen Sie regelmäßig (mindestens ein- bis zweimal/Jahr) zum ärztlichen Check-up? ☐ ja ☐ nein

Haben Sie einen normalen Blutdruck? ☐ ja ☐ nein

Sind Ihre Blutfettwerte im Normbereich? ☐ ja ☐ nein

Sind Ihre Blutzuckerwerte in Ordnung? (Diabetes mellitus?) ☐ ja ☐ nein

Haben Sie regelmäßig (am besten täglich) Stuhlgang? ☐ ja ☐ nein

Verzichten Sie auf die Einnahme von Hormonen? ☐ ja ☐ nein

Stichwort: »Ernährung und Vitalstoffzufuhr«

Essen Sie täglich mehrere Portionen Obst und Gemüse? ☐ ja ☐ nein

Nehmen Sie regelmäßig Vitamin C oder Vitamin-C-haltige Präparate ein? ☐ ja ☐ nein

Essen Sie mindestens zweimal pro Woche Fisch? ☐ ja ☐ nein

Bauen Sie täglich hochwertige (kalt gepresste) Öle in Ihren Speiseplan mit ein? ☐ ja ☐ nein

Achten Sie auf versteckte Fette (z. B. in Wurst, Käse, Soßen etc.) und verzichten Sie auf diese? ☐ ja ☐ nein

Verzichten Sie auf »Süßes« (Kuchen, Süßigkeiten etc.) bzw. essen Sie nur selten mit Zucker gesüßte Lebensmittel? ☐ ja ☐ nein

Vermeiden Sie es, häufiger gepökelte oder geräucherte Lebensmittel (z. B. Wurst) zu verzehren? ☐ ja ☐ nein

Bevorzugen Sie eine ballaststoffreiche (vollwertige) Kost? ☐ ja ☐ nein

Trinken Sie ausreichend (mindestens 1,5 Liter Flüssigkeit pro Tag – Kaffee zählt nicht!)? ☐ ja ☐ nein

Stichwort: »Übergewicht«

Sind Sie normalgewichtig? ☐ ja ☐ nein

Stichwort: »Bewegung«

Üben Sie eine Tätigkeit aus, die es erlaubt, sich oft zu bewegen? ☐ ja ☐ nein

Treiben Sie regelmäßig (mindestens dreimal/Woche für jeweils mindestens 30 Minuten) Sport oder gehen Sie regelmäßig (am besten täglich) spazieren? ☐ ja ☐ nein

Stichwort: »Geistig aktiv«

Üben Sie eine berufliche Tätigkeit aus, die Sie geistig fordert? ☐ ja ☐ nein

Interessieren Sie sich für politische und/oder gesellschaftliche Belange? ☐ ja ☐ nein

Machen Sie regelmäßig Kreuzworträtsel oder »Gehirnjogging«? ☐ ja ☐ nein

Stichwort: »Umweltbelastung«

Ist Ihr persönlicher Arbeitsplatz weitgehend frei von »Technik« (z. B. Computer, Drucker, Fotokopierer)?   ja   nein

Tragen Sie bei Reinigungsarbeiten (z. B. im Haus) Handschuhe?   ja   nein

Waschen Sie neu gekaufte Kleidung mindestens ein- bis zweimal, bevor Sie diese tragen?   ja   nein

Bevorzugen Sie Lebensmittel aus kontrolliert biologischem Anbau?   ja   nein

Stichwort: »Immuntraining«

Gehen Sie regelmäßig in die Sauna?   ja   nein

Duschen Sie täglich kalt-warm im Wechsel?   ja   nein

Stichwort: »Mundhygiene«

Putzen Sie sich mehrmals täglich die Zähne?   ja   nein

Verwenden Sie regelmäßig (am besten täglich) Zahnseide?   ja   nein

Stichwort: »Schlaf«

Schlafen Sie ausreichend (ca. sechs bis acht Stunden)?   ja   nein

Haben Sie einen ungestörten Schlaf? (Einschlaf-, Durchschlafstörungen?)   ja   nein

Finden Ihre Arbeitszeiten am Tag statt? (Schichtarbeit?)   ja   nein

Stichwort: »Stress«

Ist Ihr Arbeitsleben überwiegend »stressfrei«?   ja   nein

Haben Sie ein gesichertes Einkommen?	ja	nein
Ist Ihr Privatleben (Partner, Familie) ausgeglichen?	ja	nein

Stichwort: »UV-Strahlung«

Vermeiden Sie ausgedehnte, mehrstündige Sonnenbäder?	ja	nein
Verzichten Sie auf Solariumanwendung?	ja	nein
Halten Sie sich wenig oder gar nicht im Hochgebirge auf?	ja	nein

Stichwort: »Genussmittel«

Sind Sie Nichtraucher?	ja	nein
Sind auch in Ihrem persönlichen Umfeld (Arbeitsplatz, Familie) alle Nichtraucher?	ja	nein
Verzichten Sie auf harte »Drinks« (z. B. Gin, Whisky)?	ja	nein
Trinken Sie hin und wieder mal ein Glas Rotwein?	ja	nein

Stichwort: »Sexualleben«

Leben Sie in einer festen Partnerschaft?	ja	nein
Haben Sie mehrmals pro Monat Sex?	ja	nein

Stichwort: »Soziales Netzwerk«

Leben Sie in einer festen Partnerschaft oder Familie?	ja	nein
Haben Sie Freunde, mit denen Sie etwas unternehmen können?	ja	nein
Sind Sie sozial eingebunden (ehrenamtliche Tätigkeit, Vereine etc.)?	ja	nein

27

Stichwort: »Positiv Denken«

Haben Sie ein (mehrere) Hobby(s)?	☐ ja	☐ nein
Sind Sie ein positiv denkender Mensch?	☐ ja	☐ nein
Lachen Sie gerne und oft?	☐ ja	☐ nein

AUSWERTUNG:

Haben Sie 40 bis 50 Fragen mit »Ja« beantwortet?
Glückwunsch! Machen Sie weiter so! Sie lassen viele »lebensverkürzende« Risiken aus, und Ihre Chancen zum gesunden und langen Leben sind hervorragend!

Haben Sie 30 bis 40 Fragen mit »Ja« beantwortet?
Sie entscheiden sich in vielen Fällen für eine gesunde Lebensweise und versuchen, negative Faktoren auszuschließen. Allerdings gibt es noch einiges, was Sie an Ihrem bisherigen Lebensstil verbessern könnten. Nehmen Sie diese Fragen als Anregung und überdenken Sie nochmals Ihre »Nein«-Antworten. Sicherlich sind diese in dem einen oder anderen Fall durch geeignete Maßnahmen in ein »Ja« umwandelbar.

Haben Sie 20 bis 30 Fragen mit »Ja« beantwortet?
Sie berücksichtigen einige wichtige »lebensverlängernde« Einflussgrößen, was Sie unbedingt beibehalten sollten! Andererseits gibt es in Ihrem Fall noch einen deutlichen »Verbesserungsbedarf«. Überlegen Sie, welche »lebensverkürzenden« Risiken Sie in Ihrem persönlichen Umfeld noch reduzieren oder gar ausschließen können und versuchen Sie, die »Nein«-Antworten in »Ja«-Antworten umzuwandeln.

Haben Sie weniger als 20 Fragen mit »Ja« beantwortet?

Ihre Chancen auf ein langes, gesundes Leben stehen momentan nicht sehr gut – was nicht heißen soll, dass dies so bleiben muss! Werden Sie wachsam!! Oder sind Sie etwa nicht an einem langen, gesunden Leben interessiert? Wo können Sie Ihren bisherigen Lebensstil positiv verändern? Vielleicht bei der Ernährung? Bewegen Sie sich zu wenig? Sind Sie gestresst und haben wenig Ausgleich? Trinken Sie zu viel Alkohol oder rauchen Sie? Es gibt vieles, was Sie im Sinne einer gesundheitsfördernden Lebensführung verändern können! Warten Sie nicht länger – fangen Sie heute damit an, Ihre »Nein«-Antworten in »Ja«-Antworten umzuwandeln!

ALTERN UND KRANKHEIT – HIER SIND FREIE RADIKALE UND ENTZÜNDUNGEN IM SPIEL

WUSSTEN SIE, DASS

- Herz-Kreislauf-Erkrankungen, Krebs, Rheuma, Alzheimer und der graue Star eine gemeinsame Mitursache haben?
- Sauerstoff auch gefährliche Seiten hat?
- braune Altersflecken der Haut ein Zeichen für den »oxidativen Stress« sein können?
- Vielflieger gefährlich leben?
- Sport auch nachteilige Effekte haben kann?

Freie Radikale – mit zunehmendem Alter rosten wir

Wir müssen uns freie Radikale wie verzweifelte »Singles« vorstellen, die auf der Suche nach dem heiß begehrten Partner sind. Dabei sind diese Teilchen aber keinesfalls so wählerisch, wie wir das bei der Partnersuche üblicherweise sind – sie nehmen vielmehr »jeden«, der sich als Partner in der Zelle anbietet. Freie Radikale sind kleine Teilchen, die in unserem Körper bei einer Vielzahl von Vorgängen tagtäglich entstehen. Sie können unsere Zellen und das Gewebe angreifen und »oxidativ« schädigen. Die aggressiven Winzlinge stürzen sich bevorzugt auf Fette und Eiweiße, machen aber auch vor der Kommandozentrale der Zelle – dem Zellkern – nicht halt. Man kann sich diesen Vorgang vorstellen wie das Ranzigwerden von Fett oder auch das Rosten von Metall. Etwa 10 000 Angriffe durch freie Radikale muss jede unserer Zellen täglich abwehren. Die betroffenen Zellen werden geschädigt, können ihre Aufgaben nicht mehr wahrnehmen und sterben vorzeitig ab. Sie können sich aber in der geschädigten Form auch vermehren und u. a. zur Entstehung von Krebserkrankungen beitragen. Diese Vorgänge spielen eine Rolle beim Alterungsprozess und tragen zum vorzeitigen Altwerden bei. Aber auch die Entstehung zahlreicher Erkrankungen wird mit einem Zuviel an freien Radikalen in Verbindung gebracht. Man geht derzeit von etwa 50 Krankheiten aus, bei deren Entstehung freie Radikale ihre »Finger im Spiel« haben.

Tabelle 1: Erkrankungen (Beispiele), die mit den freien Radikalen in Verbindung gebracht werden
Alzheimer'sche Erkrankung
Atemwegserkrankungen (z. B. Asthma, Bronchitis)
Atherosklerose mit Folgeerkrankungen (Herzinfarkt, Schlaganfall)
Augenerkrankungen (z. B. grauer Star)
Chronisch-entzündliche Darmerkrankungen
Durchblutungsstörungen
Hauterkrankungen
Krebs
Multiple Sklerose
Parkinson'sche Erkrankung
Rheumatische Erkrankungen

»OXIDATIVER STRESS« – EIN FEUERWERK MIT VIELEN URSACHEN UND FATALER WIRKUNG

Da freie Radikale Körperbausteine wie Fette und Eiweiße oxidieren und damit schädigen, spricht man bei einer übermäßigen Belastung mit den aggressiven Winzlingen auch vom sogenannten »oxidativen Stress«. Ist der Körper diesem oxidativen Stress ausgesetzt, kann das für unsere Gesundheit, wie oben bereits beschrieben, weit reichende Folgen haben und zahlreiche Krankheiten mit begünstigen.

Rein äußerlich ist es kaum möglich, dem Menschen eine Belastung mit freien Radikalen anzusehen. Allerdings gibt es doch ein untrügliches Anzeichen: Die Folgen der zellzerstörerischen Teilchen zeigen sich beispielsweise auch im Auftreten von »Altersflecken«. Diese braunen Flecken, die häufig auf dem Handrücken, an den Armen oder im Gesicht sichtbar werden, sind Ablagerungen geschädigter Fett- und Eiweißbausteine: durch die freien Radikale verursachter Oxidationsmüll, der in der Haut abgelagert wird.

Aber wo kommen denn nun diese Teilchen her? Welche Faktoren sind hier von Einfluss und wer ist von den freien Radikalen besonders betroffen?

Hier muss zunächst einmal die Freisetzung dieser Angreifer im Körper selbst genannt werden. Damit unser Körper funktionstüchtig und leistungsfähig ist, sind wir auf Energiegewinnung durch die »Verbrennung« von Nährstoffen (z. B. Zucker, Fett) mithilfe von Sauerstoff angewiesen. Diesen entnehmen wir der Atemluft und setzen ihn letztendlich zu Wasser um, wobei die benötigte Energie frei wird. Der Sauerstoff wird bei diesem Vorgang allerdings nicht vollständig in Wasser überführt, 3 bis 10 Prozent des umgesetzten Sauerstoffs werden in freie Radikale umgewandelt. Was bedeutet dies? Der Mensch veratmet im Verlauf eines siebzigjährigen Lebens ca. 17 Tonnen Sauerstoff, wobei auf diesem Weg eine Tonne (!) freie Radikale im Körper produziert werden kann.

SPORT KANN DIE BELASTUNG MIT FREIEN RADIKALEN BETRÄCHTLICH ERHÖHEN

Auch unser Immunsystem macht sich die aggressive »Killerfunktion« der freien Radikale im Kampf gegen eindringende Bakterien und Viren zunutze: Die Fresszellen des Abwehrsystems nehmen Fremdkeime in sich auf und zerstören diese durch die Freisetzung der tödlichen Radikalspezies in ihrem Zellinneren. Dies ist im Hinblick auf die Infektabwehr zwar eine sinnvolle Maßnahme, jedoch ist die Aggressivität der Radikale für die Immunzellen selbst nicht ungefährlich. Freie Radikale helfen bei der Immunabwehr, gefährden jedoch durch ihre Unfähigkeit, zwischen »gut« und »böse« zu unterscheiden, gleichzeitig die Immunzellen. Dies kann gerade auch bei sportlich aktiven Menschen eine Rolle spielen, denn häufig sind Sportler auch von Infektionen (z. B. der Atemwege) betroffen.

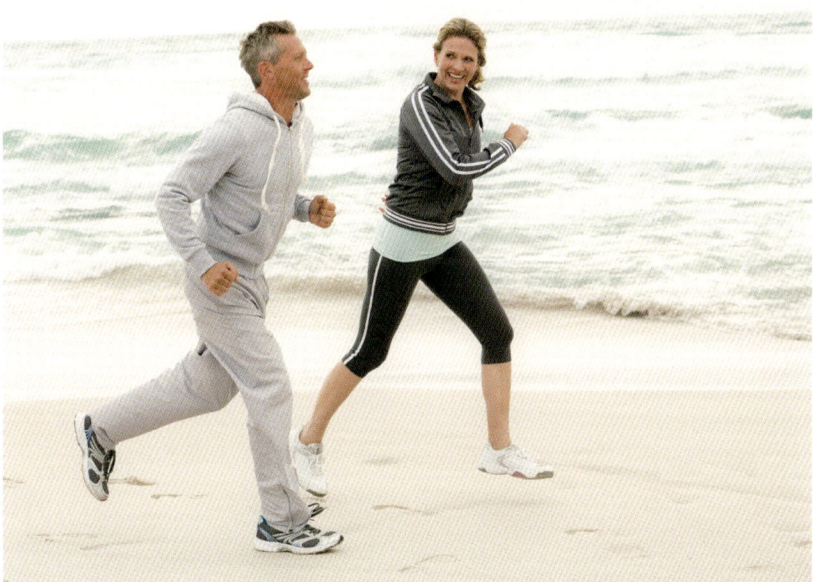

Moderate, regelmäßige Bewegung hält jung – aber nicht übertriebene sportliche Aktivitäten.

Bei der Ausübung von Sport erhöht der Körper seinen Sauerstoffumsatz: Dieser kann bis zum 20-Fachen des Ruhewertes ansteigen. Damit ist der Sport treibende Mensch verstärkt den dabei anfallenden freien Radikalen ausgesetzt, die vor allem in den Muskelzellen freigesetzt werden und dort das Muskelgewebe und die Bindegewebssubstanzen angreifen und eine verringerte Ausdauer und Leistungseinbußen zur Folge haben können.

Die Welt, in der wir leben: freie Radikale durch Umweltgifte

Freie Radikale werden jedoch nicht nur im Körper selbst, sondern auch durch äußere Einflüsse freigesetzt. Die Umweltbelastung hat in den vergangenen Jahrzehnten nachweislich zugenommen. Weltweit sind etwa acht Millionen Chemikalien registriert, von denen wir täglich mit 60 000 bis 80 000 Stoffen in Kontakt kommen. Umweltschadstoffe wie beispielsweise Auspuffabgase, Lösungsmittel, Ozon, Smog, Pestizide und Schwermetalle belasten nicht nur die Welt, in der wir leben, sondern auch unseren Körper. Solche Schadstoffe gelangen durch Hautkontakt oder über die Atemwegsorgane in die körpereigenen Gewebe. Lebensmittelzusatzstoffe und Agrarchemikalien nehmen wir durch die Nahrung auf. Im Durchschnitt sind es drei bis vier Kilogramm Chemikalien pro Person und pro Jahr, die durch die Nahrungsmittelzufuhr in unserem Organismus verstoffwechselt werden. Bei der Umsetzung all dieser Fremdstoffe entstehen die reaktionswütigen kleinen Angreifer in unseren Zellen.

Auch die Sonne hat mittlerweile ihre »Schattenseiten«: Immer häufiger wird von Hautärzten vor einer übermäßigen UV-Exposition gewarnt. Die UV-Strahlung selbst und Ozon, welches unter Mitbeteiligung des Sonnenlichtes entsteht, sorgen im Körper für hohe Bildungsraten an freien Radikalen. Wer mehrere Stunden in der Sonne schmort, muss mit einem Anstieg von bis zu 100 Prozent rechnen. Wirken UV-Licht und Ozon zusammen auf den Körper ein, so verstärken sich die Schadeffekte und auch die Freisetzung der schädlichen Teilchen zusätzlich.

STRESS, RAUCHEN UND ALKOHOL FÖRDERN
DIE BILDUNG VON FREIEN RADIKALEN

Wer von uns kann heutzutage sein Leben noch völlig stressfrei gestalten? Hektik und Stress charakterisieren häufig nicht nur am Arbeitsplatz, sondern zunehmend auch im privaten Bereich den Alltag. Diese Situationen fordern vom Körper besondere Leistungen. Es wird mehr Energie benötigt und der Stoffwechsel läuft auf Hochtouren. Doch während unsere Vorfahren auf drohende Gefahren und den damit verbundenen Stress mit »Angriff« oder »Flucht« reagierten, sitzen wir unseren Stress, im wahrsten Sinn des Wortes, häufig aus. Die mit der Verteidigung oder Fluchtreaktion verbundene körperliche Bewegung unterbleibt. Trotzdem laufen unter Stress die gleichen biochemischen Vorgänge ab wie bei unseren Vorfahren: Um den erhöhten Energiebedarf zu decken, wird mehr Zucker verbrannt, die Herz- und Muskeltätigkeit nimmt zu und es werden vermehrt Stresshormone freigesetzt. Bei all diesen Anpassungsreaktionen an die Stresssituation werden im Körper auch vermehrt freie Radikale gebildet. Damit stellt ein konfliktreiches, hektisches Leben einen Risikofaktor für den »oxidativen Stress« dar.

35

WAS ICH IHNEN RATE

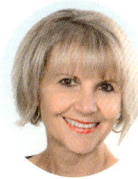

Umweltgifte, Genussmittel, Medikamente – wir sind häufig mit freien Radikalen überfrachtet. Versuchen Sie, sich möglichst vitalstoffreich zu ernähren.

Wer bei der Stressbewältigung zur Zigarette oder zum Alkohol greift, erhöht zusätzlich die Radikalproduktion: Bereits ein einziger Zigarettenzug befördert ca. 100 Billionen (!) freie Radikale in die Lunge. Ein weiteres Radikal bildendes Gift ist der Alkohol: Bereits ein moderater Alkoholkonsum von 30 g Alkohol/Tag (dies entspricht in etwa ein bis zwei Glas Wein) erhöht die Radikalbelastung um 25 Prozent.

Nicht zu unterschätzen ist auch die im Körper stattfindende, durch die kosmische Strahlung bedingte Radikalfreisetzung beim Flugverkehr: Während eines Fluges von Frankfurt nach Los Angeles ist man einem Radikalpotenzial ausgesetzt, welches dem Konsum von ca. 200 Zigaretten entspricht. Auch bestimmte Medikamente setzen diese aggressiven Winzlinge vermehrt frei. So erhöhen beispielsweise bestimmte Antibiotika, Schmerzmittel, Hormone und Arzneimittel, die bei der Krebstherapie angewandt werden, die Belastung mit freien Radikalen.

Ebenso zählt die Röntgenstrahlung zu den radikalerhöhenden Faktoren. Wer häufiger geröntgt wird oder sich gar einer Strahlentherapie unterziehen muss, ist hier besonders betroffen. In vielen Fällen wird sich weder die Medikamenteneinnahme noch die Strahlenanwendung vermeiden lassen, allerdings können Sie etwas gegen die freien Radikale unternehmen und sich vor deren schädlichem Angriff schützen.

Tabelle 2: Vorgänge, bei denen vermehrt freie Radikale im Körper gebildet werden	
Stoffwechsel	Alterung Atmung, chronische Erkrankungen Entzündung
Umwelt	Alkohol (übermäßiger Konsum) Feinstäube Luftschadstoffe Medikamente Ozon Pestizide Rauchen Röntgenstrahlung Schwermetalle Sport Stress UV-Strahlung Vielfliegerei (kosmische Strahlung)

Free Radical Theory of Aging –
alt durch zu viel Sauerstoff

Sauerstoff ist für uns ein unverzichtbarer Treibstoff. Nur mithilfe des Sauerstoffs können wir die Energie für Bewegung, geistige Leistung, Nahrungsaufnahme, Verdauung, Ausscheidung, Entgiftung und weitere Stoffwechselprozesse gewinnen.

Allerdings geht die Zufuhr von Sauerstoff, wie wir bereits erfahren haben, mit einer vermehrten Freisetzung an freien Radikalen im Körper einher. Ebenso wissen wir nun, wie schädlich die aggressiven kleinen Teilchen für unsere Zellen sind und wie sie deren vorzeitiges Ableben begünstigen. Daher ist die Vorstellung naheliegend, dass die u. a. durch den Sauerstoff gebildeten freien Radikale für die Alterungsprozesse selbst, aber auch für die im Alter vermehrt auftretenden Erkrankungen (z. B. Herzinfarkt, Schlaganfall, Krebs) mitverantwortlich sind.

Diese Vorstellung wurde von Dr. Denham Harman, einem Wissenschaftler, der an der Universität in Berkeley, Kalifornien, lehrte, bereits 1954 geäußert. Er stellte fest, dass freie Radikale Zellen altern lassen.

Vergleicht man den Stoffwechsel verschiedener Säugetiere miteinander, zu denen letztendlich ja auch der Mensch zählt, und beachtet deren Lebenserwartung, so ergibt sich ein interessantes Bild: Mäuse sind flinke Tiere, die permanent in Bewegung sind und demzufolge auch einen hohen Energiebedarf haben. Diesen decken sie, wie die Menschen auch, indem sie vermehrt Sauerstoff einatmen, um daraus den notwendigen Treibstoff für alle Körperfunktionen herzustellen. Sie verbrauchen im Schnitt etwa 2,5 Milliliter Sauerstoff pro Gramm Körpergewicht und pro Stunde. Diese kleinen, aktiven Wesen werden im Durchschnitt allerdings nur etwa zwei Jahre alt.

Schauen wir uns dagegen die Affen oder die Menschen an, so stellen wir fest, dass der Sauerstoffverbrauch mit etwa 0,8 bzw. 0,3 Milliliter Sauerstoff pro Gramm Körpergewicht und pro Stunde doch deutlich niedriger liegt. Affen und Menschen werden im Durchschnitt aber deutlich älter als die wuseligen kleinen Säugetiere.

Haben Sie schon einmal ein Krokodil joggen sehen?

Was entnehmen wir diesen spektakulären Erkenntnissen? Sollten wir uns nun, um den Sauerstoffverbrauch und damit die Belastung mit den aggressiven freien Radikalen einzuschränken, möglichst ruhig verhalten? Stellt vielleicht sogar der in der heutigen Zeit allgemein verbreitete Bewegungsmangel eine Lösung für dieses Problem dar? Diese Fragen muss man mit einem klaren »Nein« beantworten.

Bewegung und sportliche Aktivitäten sind zweifelsohne grundsätzlich eine gute Sache: Das Herz-Kreislauf-System wird trainiert, Knochenschwund (Osteoporose), Übergewicht und Fettstoffwechselstörungen vorgebeugt und die Gelenke in Schuss gehalten. Allerdings muss man hier nun doch eine etwas differenziertere Betrachtung vornehmen: Wer regelmäßig Ausdauersportarten betreibt und sich hierbei völlig »auspowert«, der tut seinem Körper nichts Gutes: Die hierbei im großen Ausmaß gebildeten freien Radikale schädigen die Muskulatur (auch den Herzmuskel), die Gelenke und das Abwehrsystem. Außerdem greifen die Winzlinge die Kraftwerke der Zellen, die Mitochondrien, an. Dort läuft die Energiegewinnung aufgrund des Schadens nur noch mit »halber Kraft«. Die Folge dieses Angriffs: eine verminderte Leistungsfähigkeit und schnellere Ermüdung. Die Verletzungsgefahr steigt und die Regenerationsphasen werden immer länger.

Wer also meint, er müsse sich der allgemein verbreiteten »Laufhysterie« unterwerfen, um fit zu bleiben, der sollte sich klarmachen, dass beispielsweise Krokodile etwa 60 bis 80 Jahre alt werden können, ohne jemals in ihrem Leben gejoggt zu sein oder gar an einem Marathonlauf teilgenommen zu haben!

Sport ist gesund, aber nur, wenn sich der Körper nicht jedes Mal völlig verausgaben muss. Bewegen Sie sich regelmäßig, aber bevorzugen Sie die gemächlicheren Sportarten (z. B. Walking, Wandern, Schwimmen, Radfahren), dann werden Sie auch nicht von freien Radikalen »überflutet«.

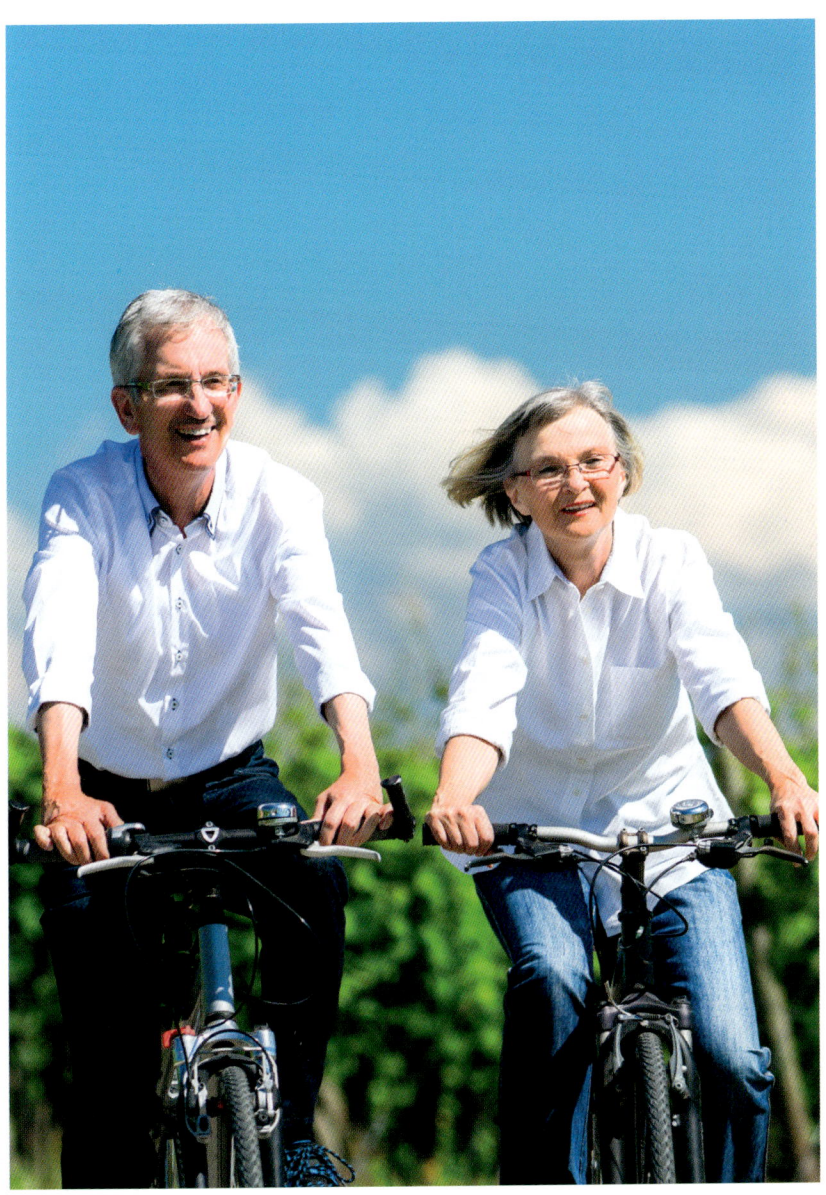

Fahrradfahren an der frischen Luft macht auch im höheren Lebensalter Spaß.

GESUND MIT RADIKALFÄNGERN – ROSTSCHUTZ AUS DER NATUR

- ein aufgeschnittener Apfel durch freie Radikale braun wird?
- wir mit Vitamin C alleine nicht viel gegen freie Radikale ausrichten können?
- man bei der Anwendung einzelner hoch dosierter Antioxidantien mehr Schaden als Nutzen erzeugen kann?
- bioaktive Pflanzeninhaltsstoffe die besseren Antioxidantien sind?

Antioxidantien bändigen freie Radikale

Haben Sie schon einmal bewusst wahrgenommen, was passiert, wenn man einen Apfel aufschneidet? Das zuvor schöne weiße Fruchtfleisch verfärbt sich sofort und wird zunehmend braun – ein sichtbares Zeichen für die Zerstörung und Oxidation der pflanzlichen Zellen durch den Luftsauerstoff. Geben wir nun auf ein geschnittenes Apfelstück unmittelbar nach der Zerteilung etwas Zitronensaft, so bleibt das Fruchtfleisch weiß. In diesem Fall schützen die im Zitronensaft enthaltenen Radikalfänger die Zellen vor der Oxidation durch den Sauerstoff – die durch den Sauerstoff gebildeten freien Radikale können der Frucht nun nichts mehr anhaben.
»Radikalfänger« oder »Antioxidantien« können freie Radikale auf ihrem räuberischen Streifzug nach einem neuen Bindungspartner stoppen. Sie fangen freie Radikale ab, machen diese damit unschädlich und schützen so den Körper vor den zerstörerischen Folgen durch diese Winzlinge. Antioxidantien finden wir z. B. in Form von Vitamin C in Früchten oder aber als

Vitamin E u. a. in vielen pflanzlichen Ölen. Auch Coenzym Q10 zählt zu den Radikaljägern. Dieses finden wir u. a. in Fisch (z. B. Sardinen) oder auch in Pflanzenölen. Auch die alpha-Liponsäure und das selenhaltige Enzym Glutathionperoxidase zählen zu den Antioxidantien.

Weitaus interessanter sind aber antioxidativ wirksame Schutzstoffe, die zu den sekundären Pflanzeninhaltsstoffen zählen wie z. B. die Carotinoide (u. a. β-Carotin, Lycopin, Zeaxanthin) oder die weniger bekannten Polyphenole. Dabei handelt es sich um hoch effiziente Antioxidantien. Sie kommen natürlicherweise vor allem in »Superfood« wie z. B. Acai- oder Gojibeeren, in Weintraubenkernen (als OPC), im Grüntee oder auch z. B. in Gewürzen wie dem Ingwer vor. Sie sind im Kampf gegen die schädlichen freien Radikale viel erfolgreicher als die bekannten »Schwestern und Brüder« (z. B. Vitamine C und E), und dennoch führen sie bei den Antioxidantien bislang eher ein Schattendasein.

Coenzym Q10 – das besondere Antioxidans: mehr Power für Herz, Hirn und Muskeln

WUSSTEN SIE, DASS

- der Mensch ohne Coenzym Q10 sterben müsste?
- die Zufuhr an diesem lebensnotwendigen Stoff mit zunehmendem Alter immer wichtiger wird?
- Herzkranke unbedingt Coenzym Q10 in Kapselform zuführen sollten?
- die Anwendung von Statinen zu einem Mangel an Coenzym Q10 führt?
- Coenzym Q10 auch das Hirn schützt und Nervenerkrankungen (z. B. Alzheimer'sche Erkrankung) vorbeugt?

LEBENSNOTWENDIGES COENZYM Q10 –
FÜR DIE ENTDECKUNG GAB ES SOGAR DEN NOBELPREIS

Zu den wichtigsten Antioxidantien gehört zweifellos das Coenzym Q10, welches zu der großen Gruppe der »Ubichinone« zählt. Diese Stoffe sind im Pflanzen- und Tierreich weit verbreitet und spielen eine sehr wichtige Rolle bei der Energiegewinnung in den Brennöfen unserer Zelle, den Mitochondrien. Damit wir uns bewegen, sprechen, hören, denken, unsere Nahrung verdauen und ausscheiden können, ist Coenzym Q10 notwendig. Alle Organfunktionen sind an das Vorhandensein dieses fettlöslichen Antioxidans gebunden. Nur wenn ausreichend Coenzym Q10 in unserem Körper ist, sind wir in der Lage, die für alle Stoffwechselprozesse erforderliche Energie zu produzieren.

Dieser Zusammenhang wurde bereits in den Sechzigerjahren des vergangenen Jahrhunderts von dem englischen Wissenschaftler Professor Dr. Peter Mitchell aufgeklärt, der schließlich im Jahr 1978 für seine bahnbrechenden Erkenntnisse den Nobelpreis für Chemie erhielt.

42

COENZYM Q10 – BESONDERS WICHTIG FÜR DAS HERZ!

Unser Herz muss täglich Schwerstarbeit leisten: Im Ruhezustand schlägt es 70- bis 80-mal pro Minute. Dabei nimmt es pausenlos verbrauchtes Blut auf und pumpt dieses über die Gefäße in die Lungen, wo der rote Lebenssaft mit Sauerstoff angereichert wird. Die gesamte Pumpleistung des Herzens liegt bei etwa 7000 Litern pro Tag!

Dass für diese ungeheure Leistung eine große Menge an Energie aufgebracht werden muss, ist leicht nachvollziehbar. Um die erforderliche Power aufzubringen, braucht der Herzmuskel große Mengen an Coenzym Q10. Daher hat dieses Hochleistungsorgan einen erhöhten Bedarf an diesem Antioxidans – umgekehrt wirkt sich ein Mangel hier am fatalsten aus. Bereits eine verminderte Zufuhr um ein Viertel des Gesamtbedarfs schwächt das Herz in entscheidendem Maß!

Gerade bei Herzerkrankungen fehlt es oft an diesem notwendigen Treibstoff. Etwa drei Viertel aller Personen mit Herzrhythmusstörungen, Herzschwäche (»Altersherz«), Brustenge (Angina Pectoris) oder Herzinfarkt sind mit Coenzym Q10 unterversorgt. Der Blutspiegel eines gesunden Erwachsenen liegt bei etwa 0,8 µg/ml – bei vielen Herzkranken liegen die Werte deutlich niedriger.

Die Forschungsergebnisse sind überwältigend: Der Herzmuskel kann durch eine Extraportion Coenzym Q10 besser und effizienter arbeiten, was besonders beim alternden Herzen wichtig ist. Außerdem wirkt der Radikalfänger Herzrhythmusstörungen entgegen und senkt den Blutdruck!

LEISTUNGSSTEIGERUNG – DANK COENZYM Q10

Bereits bei einer geringfügigen Belastung wie z. B. dem Treppensteigen kann der Blutzufluss zum Herzen um das Fünffache gesteigert werden. Sie können sich sicher leicht vorstellen, was nun bei sportlicher Betätigung passiert: Das Herz wird sehr viel stärker beansprucht, womit auch der Bedarf an Coenzym Q10 steigt.

Untersuchungen mit Sportlern haben gezeigt, dass diese häufig mit Coenzym Q10 unterversorgt sind. Gibt man Ausdauerathleten Coenzym Q10 in höherer Dosierung, kann die Ausdauerleistung gesteigert und die Regenerationsphase verkürzt werden. Ebenso werden die Sportler seltener von Erkältungen und Infekten geplagt.

Wenn man nun berücksichtigt, dass bei körperlicher Aktivität durch den erhöhten Sauerstoffumsatz vermehrt freie Radikale im Körper gebildet werden, so wird deutlich, dass auch in dieser Hinsicht Coenzym Q10 von Bedeutung ist.

SCHÖNE HAUT UND FESTES ZAHNFLEISCH

Coenzym Q10 unterstützt Vitamin E im Kampf gegen die Hautalterung: Freie Radikale, die durch die Sonne oder Luftschadstoffe in der Haut entstehen, werden »abgeschossen«. Dabei hat das Vitamin E einen »Coenzym-Q10-sparenden« Effekt, weil es dieses »recycelt«. Damit stellen Vitamin E und Coenzym Q10 eine sinnvolle Kombination dar, die in Bezug auf die Verzögerung der Hautalterung gute Dienste leisten kann.

Coenzym Q10 hemmt außerdem den Abbau des straffenden Kollagens und fördert die Neubildung des Bindegewebsgrundstoffs Hyaluronsäure.

Tabelle 3: Wann bzw. für wen ist Coenzym Q10 besonders wichtig?	
Ernährung:	Eiweißarme Ernährung
	Vegetarische Kost
Alter:	Ältere Menschen
Krankheiten:	Herzerkrankungen
	Fettstoffwechselstörungen
	Magen-Darm-Erkrankungen
Medikamente:	Cholesterinsenkende Medikamente
	Medikamente, die bei Krebs angewendet werden
	Mittel gegen Depressionen
Belastungen:	Sport
	Stress
	Raucher

Auch die Zähne profitieren von diesem Radikalfänger. Festes, gesundes Zahnfleisch ist für die Gesunderhaltung der Zähne eine wichtige Voraussetzung. Karies und Zahnfleischentzündungen bzw. deren Folgebehandlungen (Zahnverlust, Zahnersatz) machen einen erheblichen Anteil zahnärztlicher Kosten aus. In erster Linie ist hier die häufig fehlende oder unzureichende Zahnhygiene zu beklagen. Allerdings wird auch eine mangelnde körpereigene Abwehr, welche die entzündungsfördernden Keime im Mund nicht ausreichend bekämpfen kann, als Ursache in Betracht gezogen.

Normalerweise sind die empfindlichen Wurzeloberflächen unserer Zähne durch das fest ansitzende Zahnfleisch geschützt. Bei Zahnfleischentzündungen ergeben sich allerdings häufig tiefe Zahnfleischtaschen (> 4 mm), die den krank machenden Keimen ein Vordringen zu den Wurzeln ermöglichen.

Untersuchungen haben ergeben, dass durch die tägliche Coenzym-Q10-Gabe die Taschentiefe des Zahnfleisches reduziert und Zahnfleischerkrankungen entgegengewirkt wird. Auch das Zahnfleischbluten, welches sich im Rahmen der entzündlichen Prozesse einstellen kann, wurde in diesen Studien durch die Einnahme des Radikalfängers gemindert.

WER STATINE ANWENDET, IST FÜR EINEN MANGEL AN COENZYM Q10 BESONDERS GEFÄHRDET

Hohe Blutfettwerte gelten als Risikofaktor für die Entwicklung von Herz-Kreislauf-Erkrankungen. Die Betroffenen müssen häufig ein cholesterinsenkendes Medikament einnehmen. Diese Arzneimittel gehören vorrangig der Gruppe der »Statine« an, die ein Enzym, welches zur Cholesterinproduktion im Körper notwendig ist, inaktivieren und damit letztlich die körpereigene Synthese von Cholesterin drosseln. Ein solches Statin ist das Arzneimittel »Lipobay«, welches im Jahre 2001 aufgrund seiner tödlichen Nebenwirkungen vom Markt genommen wurde. Bei den betroffenen Personen hatte sich eine massive Muskelschwäche eingestellt, wobei die Herzmuskulatur besonders betroffen war.

Man vermutet, dass die enorme Herzschwäche, die sogar teilweise mit einer Auflösung der Herzmuskelzellen einherging, mit einem Mangel an Coenzym Q10 in Verbindung steht.

Coenzym Q10 ist ein »Vitaminoid«, d. h., es muss nicht zwingend wie die allermeisten Vitamine »von außen« zugeführt, sondern kann vom Körper selbst produziert werden. Damit diese Fabrikation allerdings ablaufen kann, müssen bestimmte »Zutaten« im Körper vorhanden sein. Die wichtigste Zutat ist ein Stoff, der gleichzeitig als Vorläufer des Cholesterins gebildet wird.

Nun verhindert die enzymatische Blockade durch den Lipidsenker die Bereitstellung dieser Vorläufersubstanz der Cholesterinsynthese. Da aber gerade dieses Zwischenprodukt vom Körper für die Herstellung von Coenzym Q10 benötigt wird, kommt es durch die Anwendung des fettsenkenden Medikamentes zu einem Mangel an Coenzym Q10. Damit fehlt das gerade für das Herz so wichtige Antioxidans.

Zu den Medikamenten, die einen Mangel an diesem Antioxidans hervorrufen können, zählen auch Mittel, die bei Krebs oder bei Depressionen eingesetzt werden.

Achtung: Bei der Einnahme von blutgerinnungshemmenden Mitteln sollte besser *kein* Coenzym Q10 eingenommen werden, da dieses die Blutgerinnung fördert und damit die Wirkung des Medikamentes abschwächen kann.

Damit der Körper den wichtigen Powerstoff herstellen kann, muss er – außer über die Cholesterinvorstufe – auch über ausreichend Eiweiß und B-Vitamine verfügen. Denn diese Nahrungsmittelinhaltsstoffe sind ebenfalls an der körpereigenen Coenzym-Q10-Produktion beteiligt.

46

MIT VIERZIG GEHT ES BERGAB – ZUMINDEST MIT DER PRODUKTION VON COENZYM Q10

Solange wir jung sind, ist alles »im grünen Bereich« – auch die Versorgung mit Coenzym Q10. Wenn wir älter werden, lässt dagegen vieles nach – so auch die körpereigene Herstellung dieses Radikalfängers.

Im Vergleich zu einem Zwanzigjährigen können beispielsweise Herz und Nieren eines Vierzigjährigen nur noch etwa 70 Prozent der Menge an Coenzym Q10 produzieren. Das Herz eines Achtzigjährigen schafft nur noch die Hälfte und die Bauchspeicheldrüse noch weniger. Damit steigt mit zunehmendem Alter die Gefahr für einen Mangel an diesem lebensnotwendigen Stoff.

Tabelle 4: Abnahme der Coenzym Q10-Produktion in den einzelnen Organen, im Vergleich zu einer zwanzigjährigen Person		
Organ	**Abnahme in Prozent**	
	40-Jährige	**80-Jährige**
Herz	32	57
Lunge	0	48
Bauchspeicheldrüse	8	69
Niere	27	35
Leber	5	17

MÖCHTEN SIE TÄGLICH EIN PFUND SARDINEN ESSEN?

Was nun die Empfehlungen für die tägliche Zufuhr an Coenzym Q10 anbelangt, so sind wir hier in Deutschland von offizieller Seite mit Informationen unterversorgt: Die DGE hüllt sich derzeit noch in Schweigen und hat es bislang versäumt, die Bevölkerung hinsichtlich eines Tagesbedarfs zu unterrichten. Es ist ja auch tatsächlich schwierig, überhaupt solche Pauschalempfehlungen auszusprechen: Wir haben bereits gesehen, dass es Einflüsse und Lebensumstände gibt, die den Einzelnen ganz persönlich betreffen und von großem Einfluss auf den Bedarf an Vitalstoffen wie z. B. Coenzym Q10 sein können.

In anderen europäischen Ländern wie Dänemark, den Niederlanden, Schweden und Großbritannien wird jedoch eine tägliche Nahrungsergänzung von 10 bis 30 Milligramm zur Vorbeugung eines Q10-Mangels empfohlen. In der Therapie von Herzerkrankungen werden sogar Dosierungen von 100 Milligramm und mehr pro Tag angewendet.

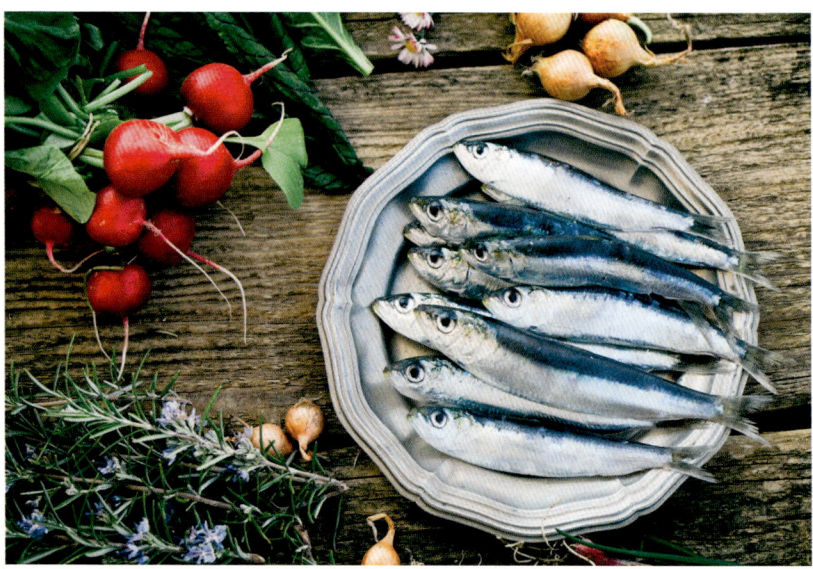

Sardinen enthalten viel Coenzym Q10 – aber sie allein decken den Bedarf nicht vollständig.

48

Wir können unseren Coenzym-Q10-Bestand natürlich auch durch eine Reihe geeigneter Nahrungsmittel »aufmöbeln«. Relativ reich an Coenzym Q10 sind beispielsweise bestimmte Fischsorten wie Sardinen und Makrelen. Zu finden ist das Antioxidans auch in pflanzlichen Ölen, in Nüssen, Weizenkeimen und Gemüsen wie Bohnen oder Kohl.

Allerdings darf man sich hier keinen falschen Illusionen hingeben: Um 20 Milligramm Coenzym Q10 zuzuführen, müsste man täglich etwa ein Pfund Sardinen oder 1,7 Kilogramm Huhn oder etwa 4,5 Kilogramm Brokkoli essen. Eine Alternative: Täglich ein Glas Pflanzenöl (z. B. Sojaöl) trinken. Wer tut das schon?

TOPFIT IM GEHIRN MIT COENZYM Q10

Damit das Gehirn gut funktioniert, muss es gut durchblutet und mit ausreichend Sauerstoff versorgt sein. Der hohe Sauerstoffbedarf der grauen Zellen bringt allerdings auch vermehrt freie Radikale in die Gehirnregionen. Somit herrscht dort ein erhöhter oxidativer Stress, der vor allem den empfindlichen Nervenzellen zusetzen kann. Radikalfänger wie Coenzym Q10 sind hier besonders wichtig. Sie schützen die gefährdeten Areale und sorgen dafür, dass die Zellen dort nicht frühzeitig absterben. Nervenerkrankungen wie die Alzheimer'sche oder Parkinson'sche Erkrankung werden mit den freien Radikalen und ihrer Zerstörungswut im Gehirn in Verbindung gebracht.

Coenzym Q10 ist aber auch noch in einer anderen Hinsicht für das Gehirn wichtig. Geistige Leistung erfordert Energie, und damit sind die – im Alter in ihrer Funktion oft nachlassenden – grauen Zellen auf den Treibstoff besonders angewiesen. Leider nimmt auch dort der Körperbestand mit den Jahren ab: Es besteht die Gefahr, dass das Gehirn mit diesem Powerstoff nicht mehr ausreichend versorgt wird. Konzentrationsstörungen oder nachlassende Gedächtnisleistung, Schwierigkeiten beim Nachdenken, Orientierungsschwächen – all diese altersbedingten geistigen Schwächen können sich frühzeitig einstellen. Coenzym Q10 kann einen wertvollen Beitrag zur Verbesserung der geistigen Leistungsfähigkeit leisten. Auch bei bestehenden Nervenerkrankungen (z. B. Morbus Parkinson) kann es zur Verlangsamung des Voranschreitens der Erkrankung beitragen. Übrigens hat sich die Anwendung von Coenzym Q10 auch bei vermehrter Müdigkeit (chronisches Müdigkeitssyndrom) und dem Burn-out-Syndrom bewährt.

49

WAS ICH IHNEN RATE

Wenn Sie zu den älteren Menschen zählen, dann sollten Sie besonders auf eine ausreichende Coenzym-Q10-Versorgung achten, denn der Körper stellt mit zunehmendem Alter (schon ab 40 Jahren) nicht mehr ausreichende Mengen von diesem Powerstoff her.

Empfehlenswerte Coenzym-Q10-Präparate mit hoher Bioverfügbarkeit, auch in flüssiger Form, erhalten Sie von Dr. Franz Enzmann unter www.mse-pharma.de/shop oder in der Apotheke (z. B. QuinoMitQ10® oder SanoMit® Q10).

Tabelle 5: Wichtige Radikalfänger und ihr Vorkommen in der Natur (Beispiele)	
Antioxidans	Nahrungsmittel
Polyphenole	Obst, Gemüse, Gewürze, Grüntee
Carotinoide	Karotten, Paprika, Spinat, Tomaten
Vitamin C	Paprika, Kohl, Sanddorn, Beerenfrüchte
Vitamin E	Pflanzliche Öle, Nüsse
Coenzym Q10	Fisch, Nüsse, pflanzliche Öle
Alpha-Liponsäure	Fleisch, Innereien
Selen (Glutathionperoxidase)	Fisch, Fleisch

Gemeinsam noch stärker – Antioxidantien arbeiten am besten im Team

Die Antioxidantien nehmen beim Kampf gegen freie Radikale Schaden an ihrer Struktur. Damit sind sie erst einmal »kampfuntüchtig« und können die Jagd nach den aggressiven Winzlingen nicht weiter verfolgen. Konnte beispielsweise Vitamin E einen Sieg für sich verbuchen und freie Radikale inaktivieren, so ist es selbst »regenerierungsbedürftig«. Hier ist Vitamin C gefragt, denn dieses Vitamin stützt und recycelt Vitamin E. Dabei leidet allerdings wiederum das Vitamin C und verliert einen Teil seines »Kampf-geistes«. Ohne Selen oder alpha-Liponsäure ist es nicht mehr funktions-tüchtig und muss auf die »Ersatzbank«. Ist allerdings beispielsweise die alpha-Liponsäure zur Stelle, so wird das Vitamin C wieder regeneriert und

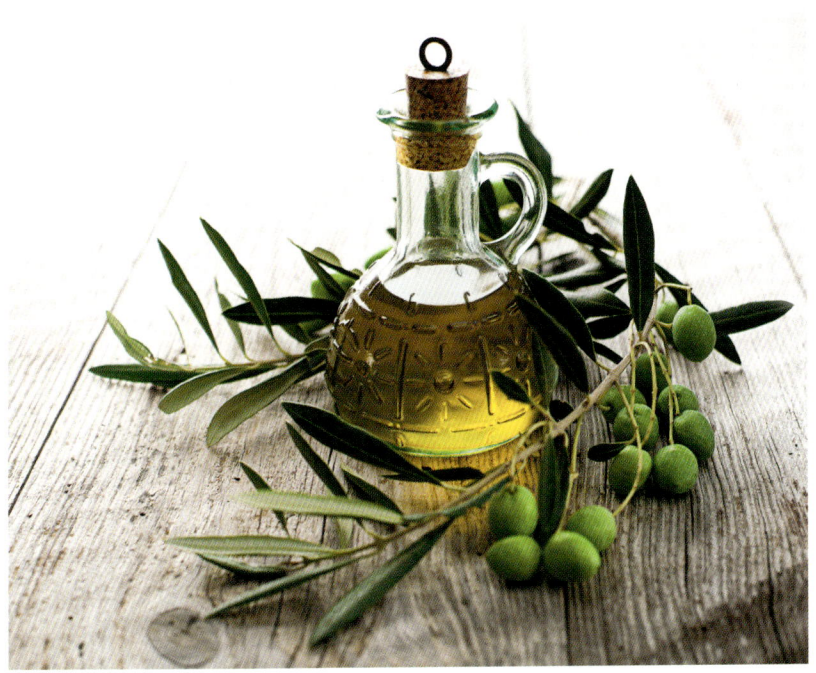

Pflanzliche Öle enthalten u. a. Vitamin E und Coenzym Q10 und sind damit wunderbare Radikalfänger.

findet zu seiner alten Angriffslust zurück. Antioxidantien arbeiten am besten im dynamischen Zusammenspiel. Sie benötigen sich wechselseitig zum »Recyceln«. Falls die Regeneration der »verbrauchten« Bausteine unterbleibt, droht ein prooxidativer Effekt. Das bedeutet, dass sich der oxidative Stress durch die nichtregenerierten Antioxidantienbausteine noch verstärken kann. Das kann – wie große Studien gezeigt haben – von großem Nachteil auf unsere Gesundheit sein. Von der Anwendung einzelner, hoch dosierter Antioxidantien ist daher abzuraten. Am sichersten und effizientesten arbeiten die in bestimmten Obst und Gemüse vorkommenden natürlichen Antioxidantien. Darauf wird im folgenden Kapitel noch eingegangen.

WAS ICH IHNEN RATE

Vermeiden Sie die Anwendung von hoch dosierten einzelnen Antioxidantien (z. B. ausschließlich hoch dosiertes Vitamin E), denn sie können nachteilige Effekte für die Gesundheit entfalten. Empfehlenswert und »sicher«
sind die antioxidativen Schutzstoffe, wie sie in bestimmten Obst-, Gemüsesorten
und Gewürzpflanzen vorkommen.

Falls Sie Nahrungsergänzungsmittel (Kapseln) anwenden, dann wählen
Sie am besten solche aus, die aus ganzen Obst- und Gemüseextrakten
bestehen (z. B. »plantazym®«, in der Apotheke, www.juventahealthcare.
com oder »Antioxidant«, www.bodymed.com). Gerne können Sie mich
für Empfehlungen hierzu kontaktieren (Kontaktdaten im Anhang).

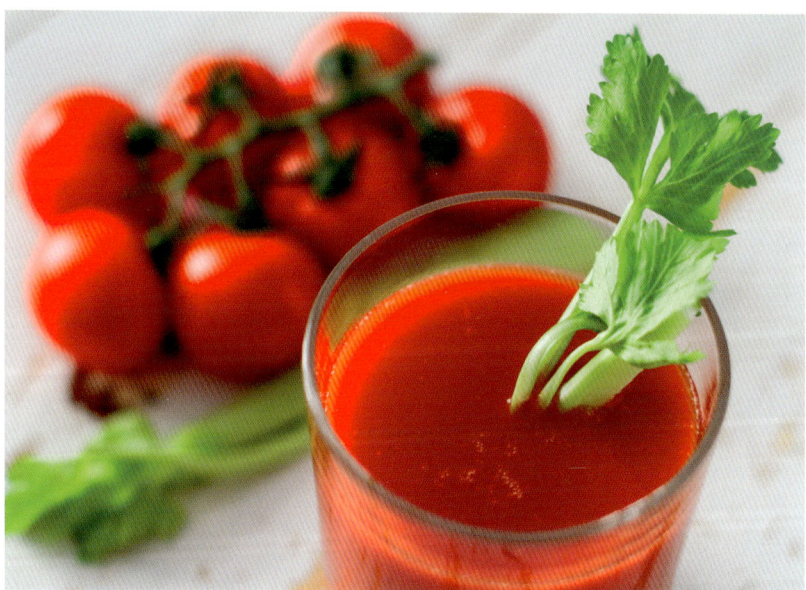

*Tomatensaft ist hervorragend geeignet für die regelmäßige Dosis an Radikal-
fängern.*

VIEL INTERESSANTER ALS VITAMINE: BIOAKTIVE PFLANZENINHALTSSTOFFE

WUSSTEN SIE, DASS

- sekundäre Pflanzeninhaltsstoffe die besseren Radikalfänger sind?
- diese Pflanzeninhaltsstoffe Ihr Immunsystem besser unterstützen als Vitamine?
- uns vor allem diese Schutzstoffe aus bestimmten Obst- und Gemüsesorten vor Herzinfarkt, Schlaganfall und Krebs schützen können?
- diese bioaktiven Pflanzeninhaltsstoffe unseren Geist »frisch« halten und uns vor Demenzen schützen können?

Pflanzen sind »schlau«

53

Man sieht, schmeckt und riecht sie nicht – und dennoch begegnen sie uns häufig im »Grünfutter«: sekundäre (bioaktive) Pflanzeninhaltsstoffe, die z. B. den scharfen Geschmack von Kresse oder Rettich ausmachen und Beerenfrüchte blau und rot färben. Sie werden von den Pflanzen selbst als Schutzstoffe u. a. gegen Bakterien gebildet und gelten somit als natürliche »Antibiotika«. Aber auch gegen Viren und Pilze geht die Pflanzenwelt mit der Bildung solcher Substanzen vor. Schließlich schützt sich die Flora mit »hauseigenen« Stoffen gegen ein Zuviel an UV-Strahlung, Ozon und andere Luftschadstoffe. Und dann sind da noch die Insekten, die mit eigens dazu gebildeten Lockstoffen und Farben zu den Blüten dirigiert werden.

Man bezeichnet die große Gruppe der sekundären (bioaktiven) Pflanzeninhaltsstoffe auch als »Phytamine« (in Anlehnung an »Vitamine«) oder als »Phytonutrients«. Während man vor Jahrzehnten noch der Meinung war, dass diese hoch interessanten, von den Pflanzen gebildeten Stoffe nur für diese selbst von Vorteil sind, zeigen neuere Forschungserkenntnisse, dass diese Powerstoffe auch beim Menschen eine Vielzahl gesundheitsfördernder Wirkungen entfalten können. So haben bioaktive Pflanzeninhaltsstoffe beispielsweise eine effiziente antioxidative Wirkung, die als weitaus besser eingestuft wird als die der bereits genannten antioxidativ wirksamen Vitamine. Außerdem wirken sie entzündungshemmend und entgiftend, schärfen die körpereigene Abwehr und mindern das Infektionsrisiko für bakteriell oder viral bedingte Erkrankungen. Zudem können bioaktive Pflanzeninhaltsstoffe u. a. den Blutfluss verbessern, einen günstigen Einfluss auf den Fettstoffwechsel und die Verdauung ausüben und den Körper im Kampf gegen Krebserkrankungen unterstützen. Man schätzt, dass es mehr als 100 000 verschiedene sekundäre Pflanzeninhaltsstoffe gibt, die vor allem in bestimmten Obst-, Gemüsesorten und Gewürzpflanzen vorkommen. Sie sind höchst unterschiedlich in ihrer chemischen Struktur und werden zu großen Gruppen zusammengefasst.

CAROTINOIDE – DIE »BUNTEN« RADIKALJÄGER

Carotinoide kommen im Pflanzenreich in vielen Varianten vor. Bisher wurden über 600 einzelne Vertreter dieser Familie identifiziert – etwa 30 davon nehmen wir über die Nahrung auf. Carotinoide färben Blüten und Früchte gelb, orange und rot und sorgen als »natürliche Lichtschutzfaktoren« dafür, dass die Pflanzen unter der Sonne nicht »verbrennen«. Auch bei uns Menschen üben die Carotinoide diverse Schutzfunktionen (z. B. UV-Schutz) aus. Zu den bekanntesten Vertretern zählen das beispielsweise in der Karotte enthaltene β-Carotin und das in der Tomate vorhandene Lycopin.

β-Carotin ist aber nicht nur ein sehr guter Radikalfänger, sondern auch die Vorstufe von Vitamin A und kann vom Körper selbst in dieses Vitamin überführt werden. Es wird daher auch als »Provitamin A« bezeichnet. Das fettlösliche Vitamin A übt zahlreiche wichtige Funktionen aus. So ist das Vitamin beispielsweise wichtig für die Augen, die Haut, die Schleimhäute und das Immunsystem. Carotinoide können die körpereigene Abwehr verbessern und die körpereigene Tumorüberwachung unterstützen.

GLUCOSINOLATE – SCHARFMACHER MIT SCHUTZWIRKUNG

Unter diesem chemisch klingenden Überbegriff verbergen sich schwefelhaltige Naturstoffe, die beispielsweise in Grünkohl, Brokkoli, Blumenkohl, Meerrettich, Radieschen und Kresse vorkommen und für deren besonderen Geruch und die Geschmacksschärfe verantwortlich sind. Die Glucosinolate bzw. deren Stoffwechselprodukte (Isothiocyanate) wirken entgiftend und fördern den Untergang von Krebszellen (Apoptose). Sie gelten als antimikrobiell, antiviral und können dadurch das Infektionsrisiko reduzieren. Für die Verdauung sind sie sehr nützlich: Sie fördern die Bereitstellung von Verdauungssäften und bringen den Darm in Schwung. Durch die Verarbeitung der Gemüsesorten wird allerdings einiges von diesen wertvollen Scharfmachern eingebüßt. Die Hitzeverluste können bis zu 60 Prozent betragen. Auch bei Gärungsprozessen (z. B. Sauerkrautherstellung) ist mit großen Verlusten zu rechnen.

SAPONINE – DIE PFLANZENEIGENE »WAFFE« GEGEN PILZE UND KEIME

Sie sind oberflächenaktiv und haben für Pflanzen eine Art »Seifenwirkung«: die Saponine. Während man diese pflanzeneigenen Stoffe für den Menschen früher eher als kritisch eingestuft hat, werden sie heute als gesundheitsfördernde Substanzen betrachtet. Den Saponinen wird ein positiver Einfluss auf den Fettstoffwechsel und eine entzündungshemmende Wirkung nachgesagt. Es liegen u. a. Hinweise auf eine Bindung von Gallensäuren und eine cholesterinsenkende Wirkung vor. Und schließlich machen sie dem Abwehrsystem »Beine« und steigern die Aktivität von tumorzerstörenden Immunzellen. Saponine können, den Daten wissenschaftlicher Untersuchungen zufolge, vor allem einen Beitrag zur Senkung des Darmkrebsrisikos leisten. Sie kommen unter anderem in Hülsenfrüchten (z. B. in Kichererbsen, Sojabohnen, grüne Bohnen) vor.

TERPENE – BITTERSTOFFE MIT PROFIL

Die Terpene sorgen als Bitterstoffe und Aromaträger für den besonderen Geschmack vieler Gewürze (z. B. in Kurkuma) und Kräuter oder sind Bestandteil von ätherischen Ölen, die z. B. den Duft von Zitrusfrüchten oder Heidelbeeren und Himbeeren ausmachen. Terpene werden von den Pflanzen als Verteidigungsarsenal gegen Schädlinge und Bakterien gebildet. Sie wirken Entzündungen entgegen und können – das ist ja von Bitterstoffen bekannt – eine positive Wirkung auf die Verdauung ausüben. Zu den Terpenen werden auch die bereits erwähnten Carotinoide gerechnet.

SULFIDE – KNOBLAUCH HILFT NICHT NUR
GEGEN VAMPIRE

Die Sulfide (z. B. Diallylsulfid) zählen zu den schwefelhaltigen Pflanzeninhaltsstoffen, die vor allem Zwiebeln, Knoblauch , Schnittlauch und Lauch die typische Würze verleihen. Es liegen eine Reihe von Ergebnissen aus

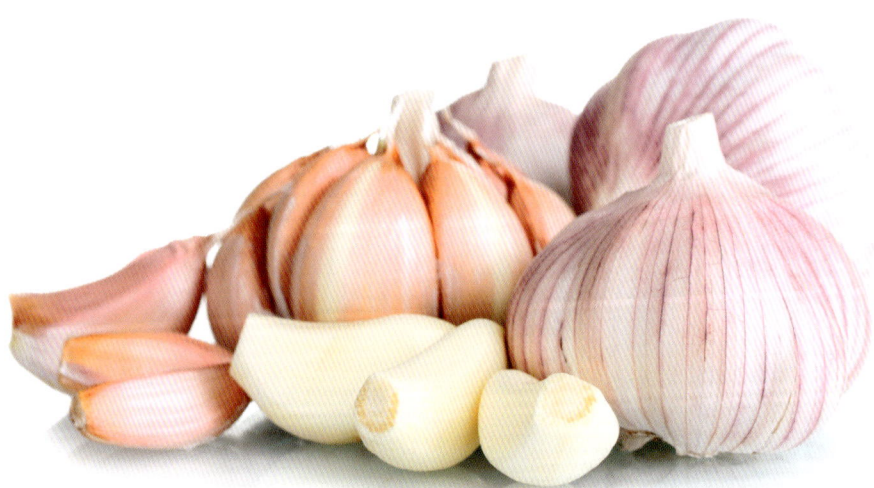

Zwiebeln und Knoblauch zählen zu den gesündesten Lebensmitteln.

wissenschaftlichen Untersuchungen vor, die belegen, dass dieses »Weiß-Grün-Futter« eine krebshemmende Wirkung besitzt – und daher führen gerade diese Lauchgewächse die »Hitliste« der krebshemmenden Lebensmittel an. Die sekundären Pflanzeninhaltsstoffe scheinen die körpereigene Tumorüberwachung zu stärken, das Absterben von Tumorzellen zu begünstigen und das Wachstum und die Ausbreitung von Tumoren zu hemmen. Zudem unterstützen diese Bioaktivstoffe auch die Entgiftung in der Leber und wirken der Infektion mit Bakterien und Viren entgegen. Wer sein Immunsystem »winterfit« machen möchte, dem seien die Lauchgewächse wärmstens empfohlen. Sollten Sie die lästige »Knoblauchfahne« fürchten, dann greifen Sie zum bewährten Petersilienstängel und trinken Sie eine Tasse Grüntee – nach der knoblauchhaltigen Mahlzeit. Das Blattgrün (Chlorophyll) der Petersilie und das Catechin aus dem Grüntee können den »Dunst« mindern.

POLYPHENOLE – »ALLROUNDER« FÜR DIE GESUNDHEIT

Sie gelten als die interessantesten bioaktiven Pflanzeninhaltsstoffe, da sie die größte Vielfalt der gesundheitsfördernden Wirkeffekte aufweisen. Man untergliedert sie in die beiden großen Gruppen Phenolsäuren und Flavonoide. Sie kommen z. B. in Vollwertgetreide, Grüntee, Kaffee, Gemüsesorten wie beispielsweise Zwiebeln, Kohlgemüse oder auch alten (!) Apfelsorten vor. Aber besonders reich an Polyphenolen sind die Beerenfrüchte wie z. B. die Heidelbeere, die Goji- und die Acaibeere oder auch der Granatapfel.

Ebenfalls interessant sind die Polyphenole, die in Gewürzpflanzen vorkommen, wie z. B. die Gingerole im Ingwer oder auch Kurkumin in der Gelbwurz. Polyphenole zählen zu den stärksten Antioxidantien, die einen effizienten Schutz vor den schädlichen freien Radikalen bieten. Auch diese Gruppe der bioaktiven Pflanzeninhaltsstoffe stärkt das Immunsystem und wirkt Entzündungen entgegen. Weiterhin fördern die Polyphenole die gesunde Durchblutung und können den Fettstoffwechsel günstig beeinflussen. Sie unterstützen die Entgiftung des Körpers und helfen bei der »Entsorgung« entarteter Zellen.

57

Ein besonders bekanntes Polyphenol (eigentlich Stilbenderivat) ist das Resveratrol. Es kommt vor allem im Rotwein (aber nicht im roten Trauben-saft) vor und hat echte »Antiaging«-Eigenschaften. So verlangsamt es z. B. den Zellzyklus und ermöglicht so Reparaturen in der Zelle. Zudem kann sich Resveratrol positiv auf die Durchblutung auswirken und unter-stützt den Körper beim Aufspüren von Krebszellen. Polyphenole wirken am besten im natürlichen Verbund aus den genannten Fruchtsorten, in Kombination mit polyphenolreichen Gewürzpflanzen wie z. B. Ingwer mit den Gingerolen und Gelbwurz mit ihrem Inhaltsstoff Kurkumin (Extrakte sind z. B. in »plantazym®«, in der Apotheke, kombiniert enthalten). Die-ses sollte idealerweise mit Resveratrol kombiniert werden, denn auch diese beiden »Phytonutrients« sind voneinander abhängig, ergänzen sich optimal und können sich in ihrer Wirkung wechselseitig verstärken. Bei Fragen können Sie mich gerne kontaktieren.

Besonders Gemüse und Kräuter sind reich an bioaktiven Pflanzenstoffen.

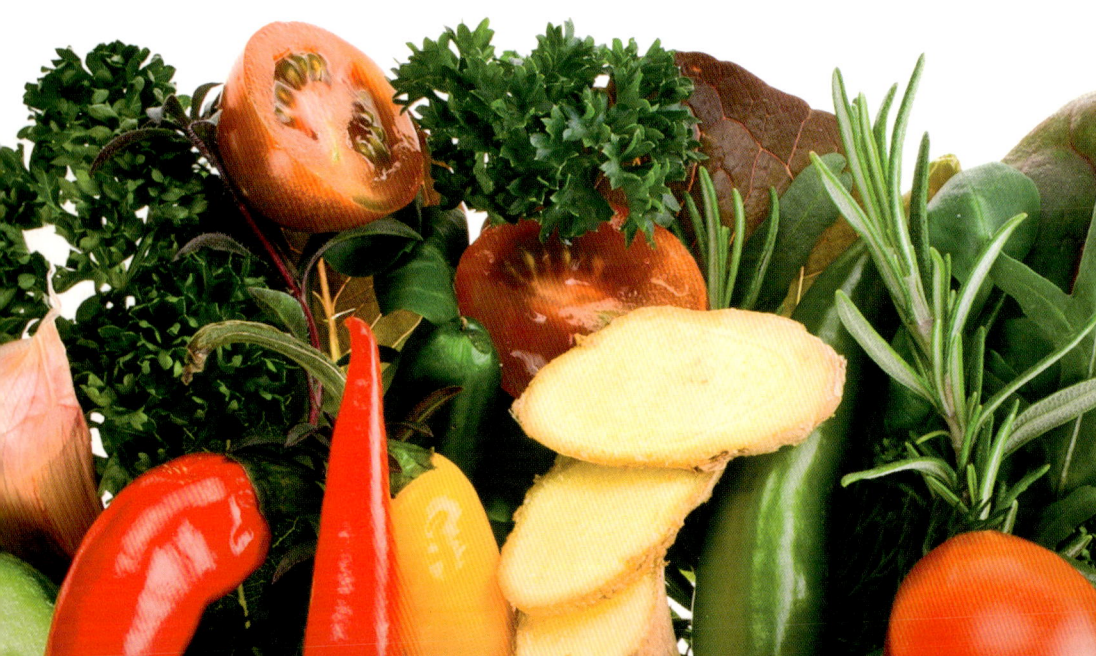

CHLOROPHYLL – DAS »DETOX«-BLATTGRÜN

Pflanzen müssen – genau wie wir – permanent zahlreiche Stoffwechsel-prozesse durchlaufen. Dafür benötigt auch der pflanzliche Organismus jede Menge Energie. Während wir die Power aus der zugeführten Nah-rung herausholen, muss die Pflanze einen anderen Weg wählen. Sie gewinnt die nötige Energie im Rahmen eines komplizierten aber ausgeklü-gelten Systems mithilfe des (Sonnen-)Lichts. Mit von der Partie ist hier auch das Blattgrün (Chlorophyll), welches das Sonnenlicht »einfängt«. Grüne Pflanzen gelten daher als besonders vitalisierend, da sie die absor-bierten Lichtquanten quasi mitliefern. Auch das Chlorophyll steht schon lange im Fokus wissenschaftlicher Untersuchungen. So konnte u. a. gezeigt werden, dass das Blattgrün Giftstoffe und diverse krebsfördernde Stoffe neutralisieren kann. Es schützt auch unser Erbgut vor der Anlage-rung toxischer Substanzen und leistet einen Beitrag zur Hemmung von Krebserkrankungen. Weiterhin ist bekannt, dass das Blattgrün eine posi-

59

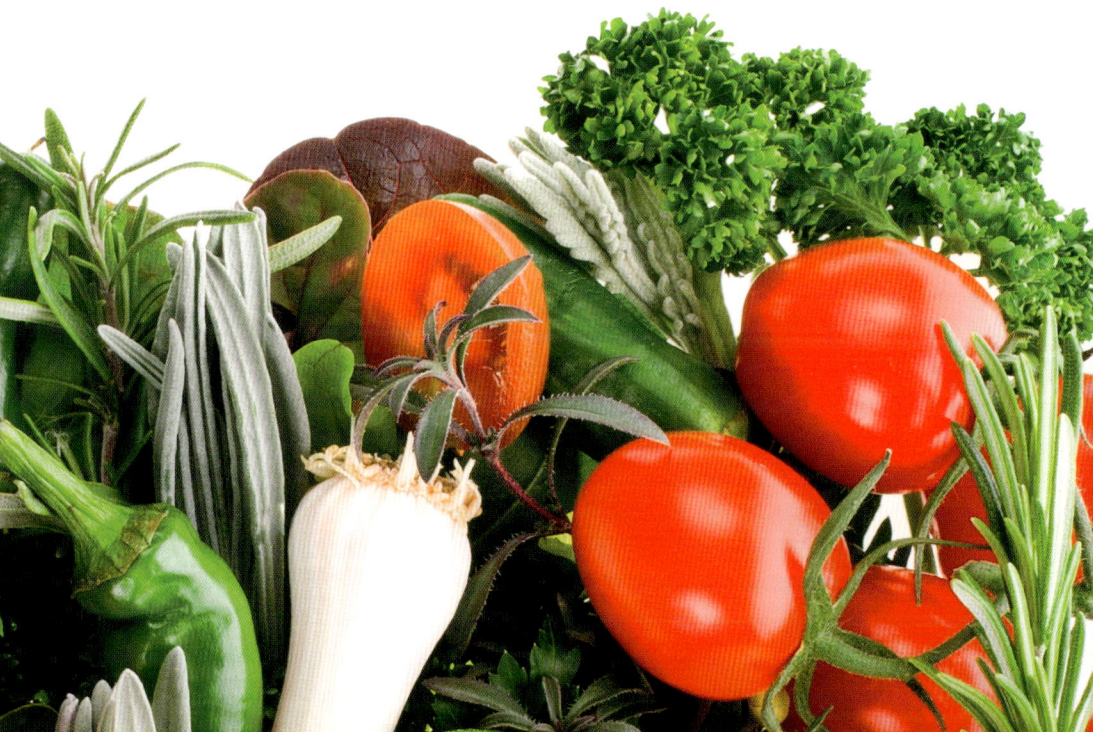

tive Wirkung auf Wunden entfalten und die Heilung begünstigen kann. Auch die geruchsneutralisierende Wirkung (z.B. Körper- und Mundgeruch) ist vielfach bestätigt worden.

Tabelle 6: Sekundäre Pflanzeninhaltsstoffe und mögliche Wirkungen	
Gruppe an bioaktiven Pflanzeninhaltsstoffen	**Mögliche Wirkungen**
Carotinoide	antioxidativ, krebsvorbeugend, abwehrstärkend
Glucosinolate	antiviral, antibakteriell, krebsvorbeugend
Polyphenole	krebsvorbeugend, entzündungshemmend, antiallergisch, antiviral, antibakteriell, abwehrstärkend, gefäßschützend, nervenzellschützend
Sulfide	krebshemmend, abwehrstärkend, antibakteriell antiviral, gefäßschützend
Saponine	antiinfektiös, krebshemmend, abwehrstärkend
Terpene	krebsvorbeugend, antiinfektiös
Chlorophyll	entgiftend, geruchsneutralisierend

WAS ICH IHNEN RATE

Versuchen Sie, so oft als möglich frisches Gemüse und (zuckerarmes) Obst zu essen. In vielen Fällen (z.B. bei Fruchtzuckerunverträglichkeit) kann es empfehlenswert sein, auf Nahrungsergänzungsmittel auszuweichen, die auf der Basis von Obst und Gemüse (z.B. plantazym, PZN 5746371, in der Apotheke) mit bioaktiven Pflanzeninhaltsstoffen zusammengesetzt sind.

60

WELLAGING MIT NATURSTOFFEN – GESUND UND VITAL DURCH DIE WECHSELJAHRE

- der »Damenbart« bei Frauen von den männlichen Geschlechtshormonen, die nach den Wechseljahren überhandnehmen können, verursacht wird?
- Wechseljahresbeschwerden auch bei Männern häufig vorkommen?
- jeder fünfte Mann über 40 über eine mangelnde Erektion klagt?
- übergewichtige Männer häufig einen niedrigeren Testosteronspiegel haben als schlanke Männer?

61

Best age – wenn Frauen »in die Jahre« kommen

Frauen sind heute um die 50 in den »besten« Jahren. Nicht immer können sie diese Lebensphase unbeschwert genießen: Viele leiden unter hormonell bedingten Beschwerden, die sich vor allem im Zuge des Klimateriums häufig einstellen. Untersuchungen haben gezeigt, dass etwa 70 Prozent der Frauen in dieser Lebensphase unter unangenehmen Begleiterscheinungen der hormonellen Umstellung, die sich über 10 Jahre ziehen kann, leiden. Bereits im Alter von 40 bis 45 Jahren sind die Monatszyklen bei jeder dritten bis fünften Frau unregelmäßig. Schließlich bleibt die Regelblutung ganz aus und die Frauen befinden sich in der »Menopause«. Im Durchschnitt sind die Frauen zu diesem Zeitpunkt 51 Jahre alt.

Zu den körperlichen Beschwerden, die sich im Zuge der hormonellen Veränderung einstellen können, zählen z. B. psychische Beschwerden, Angstzustände und Schlafstörungen. Aber auch die »Klassiker« wie u. a. Hitzewallungen und Schweißausbrüche sind häufiger mit dabei. Zu den unangenehmen Folgen des Hormonverlustes zählt auch die zunehmende Hautalterung: Die Haut verliert an Feuchtigkeit und Elastizität und neigt vermehrt zur Faltenbildung. Die lästigen Beschwerden mindern häufig die Lebensqualität der betroffenen Frauen und hindern sie nicht selten daran, neue Aktivitäten zu entwickeln und diese Lebensphase positiv zu gestalten.

Tabelle 7: Häufige Wechseljahresbeschwerden bei Frauen	
Symptom	**Häufigkeit**
Hitzewallungen	79%
Nervosität	75%
Schlafstörungen	74%
Gelenk-/Muskelschmerzen	69%
Depressionen	63%
Müdigkeit	61%
Sexualstörungen	53%
Trockene Scheide	50%
Harnwegsprobleme	43%
Außerdem möglich:	
Reizbarkeit	
Blasenschwäche	
Haarverlust	
Verstärktes Haarwachstum (Gesicht, Arme, Beine)	
Verschlechterung des Hautbildes	
Gewichtszunahme	

HITZEFREI MIT PHYTOÖSTROGENEN

Viele Frauen lehnen eine Therapie mit synthetischen Hormonen (Pillen, Pflaster), die häufig bei Wechseljahresbeschwerden empfohlen werden, ab. Es gibt aber natürliche Alternativen: die sogenannten Phytoöstrogene. Diese kommen natürlicherweise z. B. in Soja oder sojahaltigen Produkten (Isoflavone), in Leinsamen (Lignane) und in der Yamswurzel (Diosgenin) vor. Da die chemische Struktur dieser »Pflanzenhormone« jener des Hauptöstrogens des weiblichen Körpers ähnlich ist, können sie an den im Körper vorhandenen Hormonrezeptoren andocken (Schlüssel-Schloss-Prinzip), eine sanft ausbalancierende Wirkung ausüben und den weiblichen Hormonhaushalt auf natürliche Weise harmonisieren. Zur Anwendung von Lignanen liegen einige klinische Studien vor, die bei einer Verwendung von 60 bis 90 mg/Tag über mehrere Monate hinweg auf eine deutliche Verbesserung typischer Wechseljahresbeschwerden (z. B. Hitzewallungen) hinweisen. Bei der Verwendung von

Tabelle 8 : Mögliche Wirkungen von Leinsamenextrakt (Lignane) und Yamswurzel (Diosgenin)

- Günstige Wirkung auf LDL-Cholesterin
- Positive Wirkung auf das Vaginalepithel
- Verbesserung der Insulinsensitivität
- Verbesserung der Schlafqualität
- Verbesserung des Hormonstatus (Estron, Estradiol, Sexhormonbindingglobulin = SHBG)
- Verminderung von Hitzewallungen und Schweißausbrüchen
- Verringerung von Entzündungsmarkern
- Verringerung von Stimmungsschwankungen

Leinsamenprodukten bzw. -extrakten ist daher die Standardisierung auf Lignane wichtig (z. B. in »phytofem«, in der Apotheke unter PZN 10712440 erhältlich). Interessant sind auch Hinweise, die auf weitere positive Wirkungen durch die Lignane schließen lassen. Auch der in der Yamswurzel enthaltene Naturstoff Diosgenin, welches dem körpereigenen Gelbkörperhormon (Progesteron) sehr ähnlich ist, zeigt bei Wechseljahresbeschwerden positive Effekte. In Studien ergab sich eine deutliche Verbesserung bei Stimmungsschwankungen, Nervosität und Schlafstörungen.

63

BORRETSCH – DIE SAMEN DES GURKENGEWÄCHSES »ÖLEN« DEN HORMONHAUSHALT

Aus dem Samen des Gurkengewächses Borretsch wird ein Öl gewonnen, welches für Frauen in der mittleren Lebensphase ebenfalls gute Dienste leisten kann. Borretschsamenöl (z. B. in »phytofem«, Apotheke) ist reich an wertvollen Gamma-Linolensäuren. Diese liefern Bausteine, die wiederum für den weiblichen Hormonstoffwechsel, die Haut, das Nervensystem und für die Herstellung wichtiger Immunbotenstoffe von Bedeutung sind. Unter einem Mangel an Gamma-Linolensäure können sich vor allem auch im Bereich der Haut Probleme zeigen: Sie neigt zur Trockenheit, Pustelbildung und kann jucken. Die Anwendung von Borretschöl und den darin enthaltenen wertvollen Fettsäuren wirkt auf die Haut beruhigend und pflegend. In einer Untersuchung, die an der Universität in Düsseldorf durchgeführt wurde, ergab sowohl für die Anwendung von Borretschsamenöl als auch für jene von Leinsamen(öl) – jeweils über einen Zeitraum von 12 Wochen – eine deutliche Verbesserung der Hautfeuchtigkeit um 20 bis 40 Prozent. Interessant ist die Beobachtung von Anwenderinnen, wonach sich unter der Aufnahme von Borretschsamenöl die Fältchentiefe verringert und insbesondere die »Plisseefältchen« um den Mund deutlich vermindert wurden.

DER B-KOMPLEX – OHNE IHN GEHT NICHTS IN DIESER LEBENSPHASE

Sie sind für das »Nervenkostüm« und die Psyche unverzichtbar und werden daher auch »Nervenvitamine« genannt: die Vitamine der B-Reihe. Die ausreichende Versorgung mit diesen Mikronährstoffen ist besonders in dieser Lebensphase wichtig. So unterstützen beispielsweise die Folsäure, aber auch Vitamin B6 und B12 die Nervenfunktion. Für eine ausgeglichene Psyche ist die regelmäßige Aufnahme von Folsäure, Niacin, Biotin sowie den Vitaminen B1, B2 und B12 erforderlich. Müdigkeit und Antriebslosigkeit kann man mit der Pantothensäure, Niacin und Vitamin B2 und B12 begegnen. Diese Mikronährstoffe liefern die nötige Power für den Alltag und helfen dabei, aktiv zu bleiben oder zu werden. Und schließlich muss hier auch noch Vitamin C erwähnt werden, welches zwar nicht zur

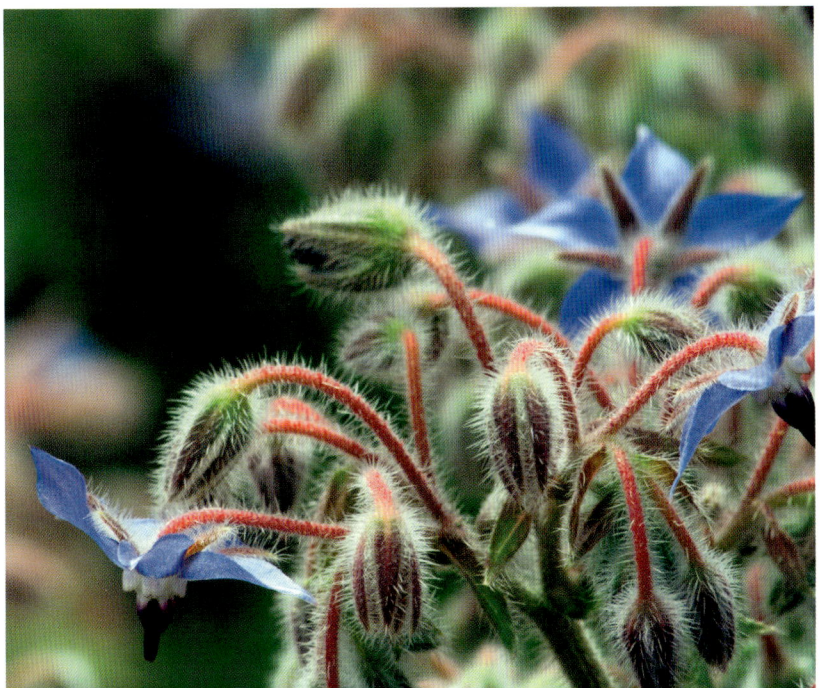

65

Borretschsamenöl – gut für die Nerven und die Haut.

B-Reihe gehört, aber dennoch für das Gemüt von Bedeutung ist: Vitamin C benötigt der Körper zur Herstellung des »Glücksstoffs« Serotonin. Dieser körpereigene Botenstoff lässt uns positiv denken und gut schlafen.

Die »kritischen« Jahre des Mannes

Auch die Männer kommen nicht »ungeschoren« davon. Ein frauentypisches Klimakterium ist bei Männern zwar nicht zu beobachten, jedoch unterliegt auch das starke Geschlecht hormonellen Veränderungen mit den entsprechenden Begleiterscheinungen. Allerdings gehen diese Umstellungen des Körpers wesentlich langsamer vonstatten als bei Frauen.

So verliert »Mann« etwa ab dem 45. Lebensjahr jährlich ca. 1–2 Prozent Testosteron, und bei etwa jedem fünften Mann über 50 liegt der Testosteronspiegel bereits unterhalb des Normbereichs. Bei den über 70-Jährigen ist der Wert dann, im Vergleich zu jüngeren Männern, im Durchschnitt um etwa 30 Prozent verringert. Bei manchen Männern zeigt das Hormontief spürbare Folgen: Sie fühlen sich schlapp, verlieren ihre Lebensenergie, sind nicht mehr leistungsfähig, werden depressiv und lassen geistig nach. Auch Sexualstörungen können sich einstellen.

Tabelle 9: Mögliche »Wechseljahresbeschwerden« bei Männern	
Allgemeine Beschwerden:	Nachtschweiß, Gewichtszunahme,
	Muskelschwund, Schlafstörungen
Nervensystem:	Depressionen, Konzentrationsstörungen
Sexualfunktion:	»Keine Lust an der Lust«, Erektionsstörungen
Skelettsystem:	Knochenschwund, Muskelschmerzen
Haut, Haare:	Faltenbildung, frühzeitiges Ergrauen,
	Haarausfall

WENN MANN ZU NICHTS MEHR LUST HAT

Jeder fünfte Mann über 40 und jeder dritte über 70 klagt über eine mangelnde Erektion – manchmal ist hier der Testosteronschwund die Ursache, wobei für Erektionsstörungen auch noch zahlreiche andere Faktoren (z. B. Prostataleiden, Diabetes mellitus, Medikamente) infrage kommen können.

Wer seinen Testosteronspiegel halten möchte, der sollte auf sein Gewicht achten: Im Fettgewebe kann vermehrt Testosteron in weibliche Östrogene

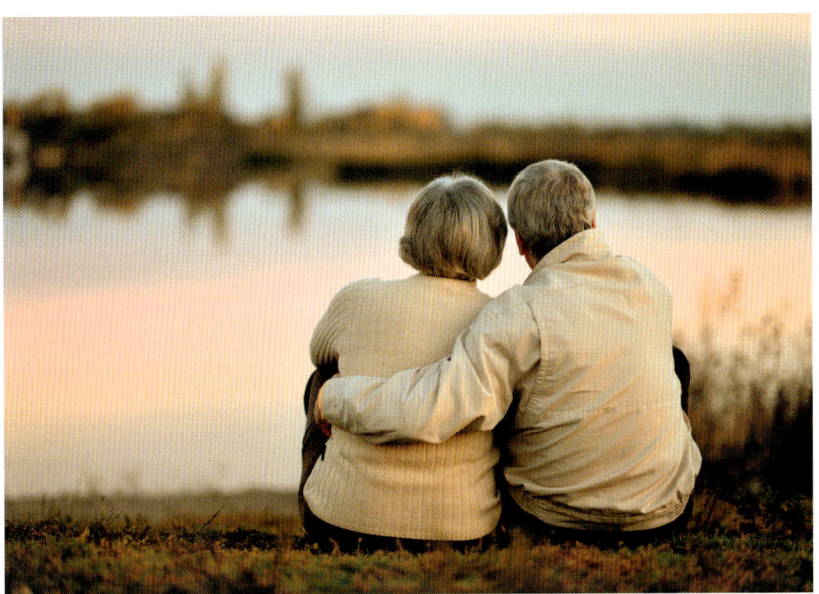

Naturstoffe können zu einem erfüllteren Liebesleben beitragen.

umgewandelt werden – das führt letztlich zum Nachlassen der Testosteronproduktion. Abspecken, Sport treiben, Stress abbauen, nicht zu viel Alkohol trinken – das sind Maßnahmen, die dem Testosteronspiegel guttun. Auch der gelegentliche Ausfall des Abendessens (»Dinner Cancelling«) pusht den Hormonspiegel. Während viele Potenzmittel (z. B. Viagra) mit zum Teil drastischen Nebenwirkungen einhergehen und auch die direkte Anwendung von Testosteron nicht unumstritten ist, gibt es gegen die Anwendung gut verträglicher Naturstoffe nichts einzuwenden.

Wenn Männern auf natürliche Weise wieder auf die Sprünge geholfen werden soll, können Naturstoffe wie z. B. der Einweißbaustein L-Arginin in Kombination mit der Macawurzel (z. B. in »prostasense®« kombiniert enthalten, unter PZN 10318714 in der Apotheke) empfohlen werden. Aus dem Eiweißbaustein L-Arginin kann der Körper Stoffe herstellen, die für eine bessere Durchblutung des Genitalbereichs sorgen und damit eine bessere Erektionsfähigkeit ermöglichen. Ein weiterer Naturstoff – die

Macawurzel – macht hier ebenfalls von sich reden, denn der »Andenginseng«, wie die Pflanze aus Südamerika auch genannt wird, gilt als natürliches Potenzmittel und wird in der peruanischen Volksheilkunde auch bei Leistungsabfall und psychischen Beschwerden angewendet. Die Maca wurde von den Inkas bereits vor 2 000 Jahren als kräftigendes Nahrungsmittel und als Energiespender benutzt. Inzwischen wurde die Macawurzel in mehreren klinischen Untersuchungen bei Männern mit Potenzstörungen erforscht. Die Ergebnisse zeigten eine Verbesserung der gestörten Sexualfunktion und einen allgemeinen Anstieg der körperlichen Leistungsbereitschaft.

Auch der körpereigene Naturstoff Coenzym Q10 kann bei Alterungsprozessen hilfreich sein. Wie bereits erwähnt lässt die körpereigene Produktion an diesem »Energiespender« mit den Jahren messbar nach, was sich z. B. in Kraftlosigkeit, Müdigkeit und verminderter Leistungsbereitschaft zeigen kann. Coenzym Q10 ist für die Energiegewinnung und »Kraftakte« des Körpers unverzichtbar. Ab dem 40. Lebensjahr sollten Männer an eine zusätzliche Coenzym-Q10-Aufnahme denken, damit die körpereigene Energieproduktion nicht ins Stocken gerät. Die hier erforderlichen Mengen mit der Nahrung aufzunehmen ist nicht leicht. Am einfachsten ist es daher für den Mann, eine Kombination aus L-Arginin, Macawurzelextrakt und Coenzym Q10 (rezeptfrei) zu verwenden, um mit den drei natürlichen »Powerstoffen« versorgt zu sein.

WAS ICH IHNEN RATE

Wenn Sie wieder in die »Kraft« zurückkommen wollen, dann versuchen Sie es mit gut verträglichen Naturstoffen wie z. B. einer Kombination aus L-Arginin, Macawurzel, Coenzym Q10 und B-Vitaminen (z. B. mit prostasense®, in der Apotheke). Und nehmen Sie den Druck raus – Stress ist kontraproduktiv.

ANTIAGING MIT NATURSTOFFEN – SCHUTZ VOR ALTERSBEDINGTEN ERKRANKUNGEN

WUSSTEN SIE, DASS

- nur etwa jeder zweite Herzinfarktpatient den Anfall überlebt?
- nur etwa jeder Zweite mit Bluthochdruck von seinem Leiden Kenntnis hat?
- »Bauchspeck« besonders das Risiko für den Herzinfarkt erhöht?
- Entzündungen für die Gefäße gefährlicher sein können als zu viel Cholesterin im Blut?
- Menschen mit zu wenig Vitamin C im Blut ein doppelt so hohes Risiko für einen Schlaganfall besitzen als gut versorgte?
- der Eiweißbaustein »Homocystein« für die Gefäße 10-mal so gefährlich ist wie Rauchen?

Herz-Kreislauf-Erkrankungen haben nicht immer Vorboten

In Deutschland sterben jährlich etwa 450 000 Menschen an den Folgen von Herzinfarkt und Schlaganfall. Nicht immer muss sich ein so lebensbedrohliches Ereignis durch Vorboten wie z. B. Atemnot, Brustenge und/oder Schmerzen in der Brust oder im Oberarm ankündigen. Eine repräsentative Umfrage in der Bevölkerung ergab, dass über 50 Prozent der Befragten nicht wussten, dass es Warnzeichen gibt, bei denen der Betroffene sofort in ein Krankenhaus eingeliefert werden sollte. Allerdings kündigen sich die tragischen Ereignisse nicht immer an. Jeder zweite Herztod passiert ohne solche Warnzeichen.

Die Aussichten sind, rein statistisch gesehen, nicht besonders gut: Von 100 Patienten, die zum ersten Mal einen Herzinfarkt erleiden, sterben 34 noch bevor sie ein Krankenhaus von innen gesehen haben. Von den 66, die das Krankenhaus lebend erreichen, sterben 14 innerhalb der ersten Woche, zwei weitere im Verlauf der nächsten drei Wochen.

Während die Gefäße in jungen Jahren elastisch sind, werden sie mit zunehmendem Alter spröde und verengen sich durch Ablagerungen. Dadurch werden Durchblutung und Sauerstoffversorgung beeinträchtigt, womit das Risiko für Herzinfarkt oder Schlaganfall ansteigt.

Zu den besonderen Risikofaktoren, die ein solches lebensbedrohliches Ereignis begünstigen, zählen das Alter, erhöhte Blutfett- und Blutdruckwerte, Rauchen, Übergewicht und die Zuckerkrankheit. Bei Männern zwischen dem 45. und dem 65. Lebensjahr ist das Herzinfarktrisiko, im Vergleich zu den gleichaltrigen Frauen, etwa dreimal so hoch! Männer sterben auch doppelt so häufig an den Folgen eines akuten Hirnschlags.

Allerdings darf man sich vom erhöhten Risiko des »starken Geschlechtes« nicht täuschen lassen – auch Frauen tragen ihre Last. Mit zunehmendem Alter besteht auch hier ein erhöhtes Risiko für den Herztod, da beispielsweise der Gefäßschutz durch die körpereigenen Östrogene wegfällt und sich Risikofaktoren wie erhöhte Blutfettwerte und Übergewicht breitmachen. Hat es »Frau« erst einmal mit einem Herzinfarkt erwischt, sieht die Prognose düsterer aus als bei den Männern: Das fatale Ereignis wird – statistisch betrachtet – oft falsch, zu spät und weniger intensiv behandelt als bei Männern – insgesamt liegt die Todesrate damit höher als bei den männlichen Zeitgenossen.

DIE LEBENSZEITKILLER FORDERN IHREN TRIBUT

Die erbliche Veranlagung zu Herz-Kreislauf-Erkrankungen kann durch eine gesunde Lebensweise »überlistet« oder durch eine ungesunde Lebensweise verschärft werden. Wer sich jahrelang keine Gedanken um seine Ernährung gemacht hat, viel Stress hat, raucht, Alkohol trinkt und sich kaum bewegt, erhält irgendwann die Quittung: Fettstoffwechselstörungen und Übergewicht können sich einstellen und mit ihnen weitere Risikofaktoren wie Bluthochdruck und die Zuckerkrankheit.

Tabelle 10: Mögliche Warnzeichen für Herzinfarkt und Schlaganfall (können einzeln, müssen nicht kombiniert auftreten)	
Symptome	
Herzinfarkt	Schmerzen in der Brust
	Engegefühl in der Brust
	Übelkeit
	Schweißausbrüche
	Atemnot
	Angst
Schlaganfall	Taubheitsgefühl (Gesicht, Arme, Beine)
	Lähmungserscheinungen (vorübergehend)
	Sehstörungen, Doppelbilder
	Verlust der Sprechfähigkeit
	Plötzlich auftretender, extrem starker Kopfschmerz
	Drehschwindel
	Gangunsicherheit

Fette werden im Körper zusammen mit Eiweißen transportiert, denn Fett alleine würde von unserem wässrigen Blutsaft nicht weiterbefördert werden. Wir unterscheiden zwischen dem »guten« Cholesterin (HDL) und dem »schlechten« Cholesterin (LDL). Während das HDL-Cholesterin sich nützlich macht und das im Blut vorhandene Cholesterin »einsammelt« und zur Leber transportiert, wo dieses schließlich abgebaut wird, hat das LDL-Cholesterin anderes im Sinn: Es lagert sich in den Gefäßen ab und ist an der Entstehung der gefürchteten »Plaques« mitbeteiligt. Die Erfassung des Gesamtcholesterins im Blut ist nicht besonders aussagekräftig – eine bessere Beurteilung der Blutfette kann über die getrennte Erfassung von LDL- und HDL-Cholesterin erfolgen. Als weiterer Parameter können auch die Neutralfette – die Triglyzeride – erfasst werden, die oft schon – rein optisch – über die »Rettungsringe« in der Bauch-Hüft-Region erkennbar werden.

Bei erhöhten Blutfettwerten wird in der Regel ein fettsenkendes Medikament (z. B. aus der Gruppe der »Statine«) verabreicht und auf eine cholesterinsenkende Diät verwiesen. Man muss sich allerdings darüber im Klaren sein, dass bis zu 90 Prozent des Cholesterins »hausgemacht« sind und nur etwa 10 bis 20 Prozent über die Nahrung beeinflusst werden können. Der tägliche Kampf »Hühnerei – ja oder nein?« erscheint unter diesem Aspekt doch eher fragwürdig.

72

WAS ICH IHNEN RATE

Achten Sie auf auf Ihren Gesamt- und LDL-Cholesterin-Spiegel. Besonders interessant ist allerdings der Anteil an oxidiertem Cholesterin (lesen Sie mehr dazu ab Seite 78).

ZEITBOMBE BLUTHOCHDRUCK

In Deutschland leiden etwa 16 Millionen Menschen – also etwa jeder Fünfte – an Bluthochdruck – bei älteren Menschen ist sogar jeder Zweite betroffen. Ein erhöhter Blutdruck (Hypertonie) gilt als »stummer Killer« und besteht oft jahrelang, bevor er entdeckt wird. Wenn das Blut ständig mit erhöhtem Druck durch die Adern gejagt wird, leiden irgendwann die Gefäßwände. An den beschädigten Stellen kommt es besonders leicht zu Ablagerungen (Blutfette, Kalk). Die Blutplättchen versuchen, die betroffenen Stellen der Gefäßwand abzudichten und verklumpen sich für diesen Flächenschutz. Damit verschlimmert sich die Situation: Die Gefäßwand wird immer dicker und unelastischer, das Gefäß verengt sich immer mehr. Damit kann das Blut nicht mehr ungehindert fließen und es kann zu gefährlichen Engpässen kommen. Ist das Blutgefäß vollständig verstopft, kann es zum Herzinfarkt kommen, dessen Name sich aus dem Lateinischen »infarcere« (= verstopfen) ableitet. Besonders gefährlich sind solche Verengungen für die Blutbahnen des Herzens, des Gehirns, der Nieren und der Augen.

Ist ein Gehirngefäß betroffen, so kann es zum Schlaganfall (Hirninfarkt) kommen, der in 80 Prozent aller Fälle auf eine solche »Minderdurchblutung« zurückgeführt werden kann. Die zweitmögliche Ursache für den Schlaganfall – die Gehirnblutung – ist auf einen über längere Zeit bestehenden Bluthochdruck zurückzuführen, der schließlich zum Platzen eines Gehirngefäßes führen kann. Ob Hirninfarkt oder Hirnblutung – in beiden Fällen sterben an den betroffenen Stellen sofort Nervenzellen ab, weil der Nachschub an Sauerstoff und Nährstoffen fehlt. Das Schadensmaß richtet sich in erster Linie danach, wie schnell ein solcher Hirninfarkt behandelt wird und wie groß der geschädigte Bereich ist.

73

Viele Betroffene (80 Prozent) erholen sich nicht wieder vollständig von diesem Ereignis und werden zu Pflegefällen. Mehr als 30 Prozent der Patienten können nach einem Schlaganfall nicht gehen, weitere 30 Prozent sind bettlägerig. Jeder dritte bis vierte Patient, der einen Schlaganfall erleidet, stirbt in den ersten Wochen danach. In Deutschland stellt der Schlaganfall die dritthäufigste Todesursache dar. Die Gefahr steigt mit zunehmendem Alter – allerdings sind vier von hundert Schlaganfallpatienten zwischen 30 und 45 Jahre alt.

Dem Bluthochdruck kommt hier als Risikofaktor eine sehr große Bedeutung zu, aber nur etwa jeder zweite Hypertoniker weiß, dass sein Blutdruck zu hoch ist. Von denen, die Kenntnis von dieser Krankheit haben, werden wiederum nur 50 Prozent ausreichend therapiert.

FEUER IN DEN GEFÄSSEN: ENTZÜNDUNGEN BEGÜNSTIGEN HERZINFARKT UND SCHLAGANFALL

Unbemerkte Entzündungen, die in den Blutgefäßen stattfinden können, tragen ebenfalls zu Veränderungen in den Blutgefäßen, die zu Herzinfarkt oder Schlaganfall führen, bei. Diese können als »Brandherde« aus einer akuten Entzündung (z. B. infolge eines grippalen Infektes) übrig bleiben oder auch durch einen entzündungsfördernden Lebensstil (Rauchen, Stress, falsche Ernährung) begünstigt werden. Die klassischen Risikofaktoren (z. B. erhöhter Cholesterinspiegel, Bluthochdruck, Rauchen, Übergewicht) können nicht für alle Herz-Kreislauf-Tode verantwortlich gemacht werden. So tritt etwa die Hälfte aller Herzinfarkte bei Menschen mit normalem Cholesterinspiegel auf, und mehr als zwei Drittel aller Herzinfarkte und Schlaganfälle betreffen gerade Stellen der versorgenden Gefäße, die nicht oder nur wenig verengt sind.

Außerdem gibt es Menschen mit einem erhöhten Cholesterinspiegel, die sich trotzdem bis ins hohe Alter bester Gesundheit erfreuen. Die Entzündungen als zusätzlicher Risikofaktor scheinen hier ausschlaggebend zu sein. Auch bei den entzündlichen Prozessen in den Gefäßen spielen schädliche freie Radikale eine Rolle. Diese aggressiven Winzlinge stürzen sich auf das Cholesterin, schädigen und oxidieren dieses und verändern das Fett derartig, dass die Abwehrzellen sofort in Massen in das Gefäß einströmen und sich das geschädigte Fett einverleiben, um es aus dem Körper zu entfernen. Dabei werden entzündungsfördernde Botenstoffe freigesetzt und die Entzündung nimmt ihren Lauf. Daher ist es empfehlenswert, die Menge an oxidiertem Cholesterin im Blut bestimmen zu lassen.

ÜBERGEWICHTIGE TRAGEN EINE SCHWERE LAST

Auch bei Übergewicht steigt das Risiko für unbemerkte Entzündungen. Damit nimmt auch die Gefahr für die entzündungsbedingten Herz- und Kreislauferkrankungen zu. Wissenschaftliche Studien haben gezeigt: Mit der Zunahme der überflüssigen Pfunde steigt u. a. auch das Risiko für Fettstoffwechselstörungen, Bluthochdruck und damit insgesamt für Herz-Kreislauf-Erkrankungen. Gleichzeitig erhöht sich die Gefahr für die

Ausbildung des Diabetes mellitus, welcher den Gefäßen zusätzlich schadet. In einer finnischen Untersuchung wurden 520 übergewichtige Personen über zwei Jahre hinweg beobachtet. Durch Gewichtsreduktion und eine tägliche Ausdauerbelastung von 30 Minuten, kombiniert mit einer gesünderen Ernährung, traten 58 Prozent weniger Diabetes-Fälle auf als erwartet!

Im wahrsten Sinn des Wortes eng wird es für die Gefäße, wenn mehrere Risikofaktoren aufeinandertreffen. Wer unter Übergewicht, Fettstoffwechselstörungen, Diabetes mellitus und Bluthochdruck (»deadly quartet«) leidet, der trägt, zusammen mit den Pfunden, ein sehr hohes Risiko für Herzinfarkt oder Schlaganfall mit sich herum.

WARUM »BAUCHSPECK« MEDIZINISCH VON BESONDEREM INTERESSE IST

Dabei ist es nicht egal, wo genau am Körper das Fett sitzt. Der sogenannte »Apfeltyp« ist durch die »Schwimmringe« am Bauch charakterisiert und kommt besonders bei Männern vor. Die Anhäufung des Fettes im Bauchbereich geht mit einer erhöhten Gefahr für Bluthochdruck, Fettstoffwechselstörungen, Gefäßkrankheiten, Diabetes mellitus und Gallensteinen einher. Einige der übergewichtigen Frauen (etwa 15 Prozent) schieben – mit dem gleichen Risiko – einen Bauch vor sich her. Bei ihnen ist allerdings hauptsächlich der »Birnentyp« vertreten: Das Fett sammelt sich auf der Hüfte und an den Oberschenkeln. Der Hüftspeck bringt ein erhöhtes Risiko für Venenerkrankungen und Wasseransammlungen im Körper mit sich.

Welchem Fettverteilungstyp Sie angehören, können Sie leicht selbst feststellen: Sie müssen nur Ihren Taillen- und Hüftumfang messen und das Verhältnis (»Waist-to-Hip-Ratio«) aus beiden Zahlen bilden. Der »Apfeltyp« ist durch Werte von über 0,85 (Frauen) bzw. über 1,0 (Männer) charakterisiert. Liegt Ihr Wert unter 0,85 (Frauen) bzw. unter 1,0 (Männer), dann sind Sie ein »Birnentyp«.

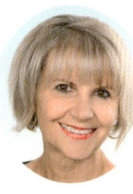

WAS ICH IHNEN RATE

Achten Sie auf eine herzfreundliche Ernährung mit guten Fetten, viel Gemüse, Obst und Ballaststoffen.

FINGER WEG VON DIÄTEN – ABNEHMSTRESS MACHT DICK

Diäten führen in aller Regel nicht zum gewünschten Erfolg, denn was primär nach Gewichtsverlust aussieht, ist lediglich der vermehrten Ausscheidung von Wasser geschuldet. Abnehmwillige greifen meist zu einer Reduktionsdiät mit einer (drastisch) verminderten Kalorienzufuhr. Aber der Körper lässt sich nicht so einfach »austricksen«: Er reagiert auf niedrigkalorische Kostformen mit einer Reihe von Anpassungen, die den Diäterfolg erschweren. Unser Organismus ist seit Millionen Jahren daran gewöhnt, bei geringerer Zufuhr an Energie den »Gürtel enger zu schnallen«, und verbraucht ganz einfach weniger. Zudem spielt hier noch ein anderer Faktor eine wichtige Rolle: Unter Diätstress wird vermehrt das Stresshormon Kortisol ausgeschüttet. Dieses kurbelt die Neubildung von Zucker an, wodurch die Bauchspeicheldrüse vermehrt Insulin produzieren muss. In der Folge wird der Zucker aus dem Blut in die Zellen geschafft und es entsteht das nächste Hungerloch oder auch Lust auf etwas Süßes. Damit ist der nächste Stress für den Körper vorprogrammiert. Zudem erhöht das Insulin die Fettverwertung und blockiert noch dazu den Abbau von Fetten. Hier entsteht ein Teufelskreis, der es dem Abnehmwilligen schwer macht durchzuhalten. Daher werden viele Diäten auch erfolglos abgebrochen oder gehen mit dem gefürchteten Jo-Jo-Effekt einher, der nicht nur frustrierend ist. Inzwischen weiß man, dass dieser auch die Abwehr und das Herz-Kreislauf-System schwächen kann.

ABNEHMEN – ABER NATÜRLICH

Vielfach läuft bei Übergewichtigen bzw. Abnehmwilligen der Stoffwechsel nicht »rund«. Die Verdauung, aber auch die Fettverbrennung und der Kohlenhydratstoffwechsel funktionieren oft nur mit »halber Kraft«. Geprüfte Pflanzenextrakte, die sowohl die Fettverbrennung als auch den Insulinstoffwechsel verbessern, können hier hilfreich sein. Ein solcher Pflanzenextrakt z.B. aus Zitrusfrüchten (Blutorange, Orange, Grapefruit mit Guarana) wurde in zwei wissenschaftlichen Untersuchungen bei übergewichtigen Personen geprüft. Nach einer Anwendungsdauer von 3 Monaten zeigte sich im Durchschnitt eine Abnahme des Taillen- und Hüftumfangs um mehr als 5 cm. Das entspricht etwa ein bis zwei Kleidergrößen.

Aber auch andere Stoffwechselparameter wie z.B. die Entzündungsmarker oder die Belastung mit freien Radikalen hatten sich durch die mehrwöchige Anwendung zusätzlich verbessert. Ebenso fördert Grünteeextrakt die Fettverbrennung und wirkt damit als »Wirkungsverstärker« zu dem

77

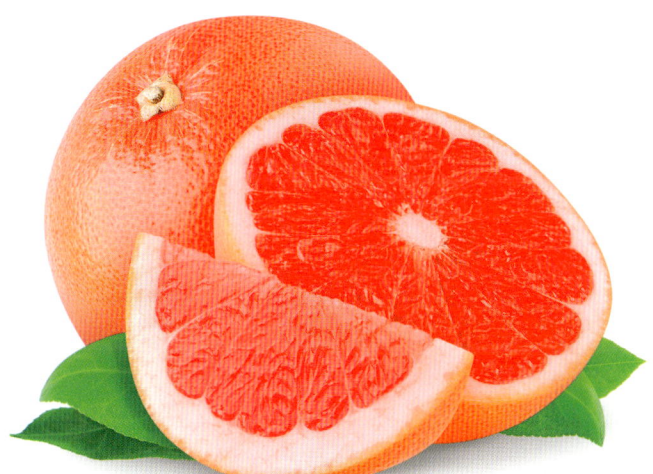

Zitrusfrüchte enthalten bioaktive Pflanzeninhaltsstoffe, welche die Fettverbrennung begünstigen können.

geprüften Zitrusfruchtextrakt. Idealerweise ergänzt werden diese Naturstoffe durch den Bittermelonenextrakt, denn dieses Gurkengewächs übt einen positiven Einfluss auf den Kohlenhydratstoffwechsel aus, wirkt ausgleichend auf den Insulinstoffwechsel und erleichtert damit die Gewichtsreduktion. Wissenschaftlich belegt ist auch, dass das Spurenelement Zink den Fett- und Kohlenhydratstoffwechsel unterstützt. Mit der kombinierten Anwendung aus Zitrusfrucht-, Grüntee-, Bittermelonenextrakt und Zink (z. B. in »figuracell®«, unter PZN 8843873, in der Apotheke) können Sie Ihrem Stoffwechsel »Beine« machen – und das auch ohne dick machende Diäten durchführen zu müssen. Die Anwendung ist für Frauen und Männer – wie die wissenschaftlichen Studien gezeigt haben – empfehlenswert.

WAS ICH IHNEN RATE

Verzichten Sie auf Diäten. Aktivieren Sie Ihren Fett- und Kohlenhydratstoffwechsel mit natürlichen Pflanzenextrakten. Diese sind im Allgemeinen gut verträglich und wirken hoch effizient (bei Bedarf können Sie mich dazu gerne kontaktieren, Kontaktdaten im Anhang). Versuchen Sie sich regelmäßig zu bewegen. Das unterstützt jede gewichtsreduzierende Maßnahme.

RISIKOFAKTOR ANTIOXIDANTIENMANGEL

Die bislang genannten Faktoren wie z. B. Bluthochdruck, Fettstoffwechselstörungen und Übergewicht können den Gefäßen – ohne Frage – enorm zusetzen. Doch leider ist das längst nicht alles. Von ganz entscheidendem Einfluss ist hier auch die Versorgung mit natürlichen Antioxidantien, denn die im Blut vorhandenen freien Radikale »nagen« an den ebenfalls dort transportierten Fetten – vor allem am Cholesterin, welches in den LDL-Fett-Protein-Paketen befördert wird. Diese LDL-Partikel enthalten aber nicht nur Cholesterin, sondern auch noch die extrem empfindlichen mehrfach ungesättigten Fettsäuren – zusammen mit dem

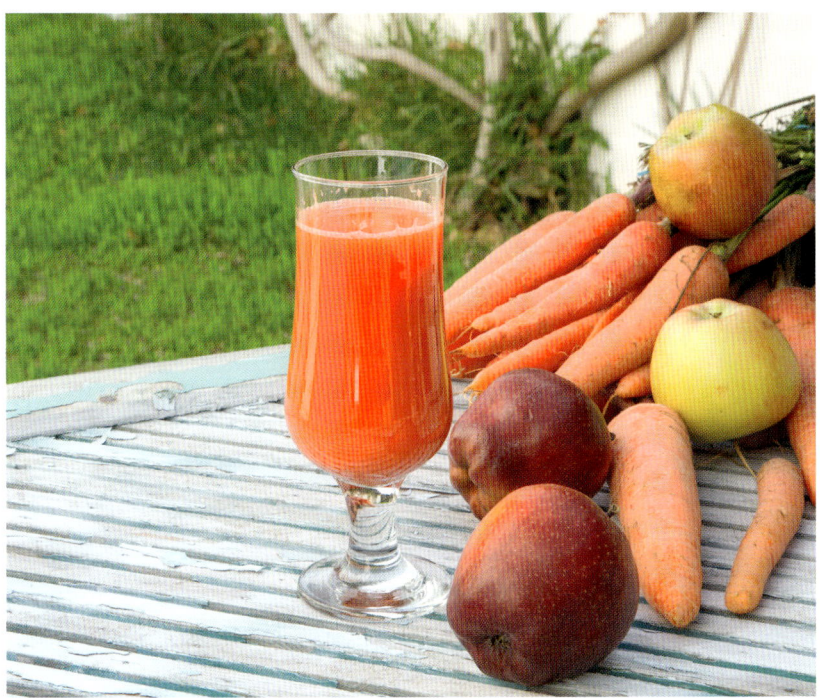

Nicht nur Karotten enthalten Carotinoide, auch in Paprika, Orangen oder Lachs ist dieses wertvolle fettlösliche Antioxidans vorhanden.

Cholesterin ideale Angriffsziele für die aggressiven freien Radikale. Glücklicherweise hat die Natur auch hier vorgesorgt: Fettlösliche Antioxidantien wie z.B. Carotinoide, die wir über die Nahrung aufnehmen, sitzen ebenfalls in den LDL-Fett-Protein-Paketen und wehren die zerstörerischen Winzlinge ab. Diese können dem Cholesterin und den Fettsäuren nichts anhaben, solange wir unseren Körper in ausreichendem Maß mit den Radikalfängern versorgen.

Bei einem Defizit an diesen »Bodyguards« werden die Fette durch die freien Radikale verändert – oxidiert. Das ruft sofort die Körperpolizei, speziell die »Fresszellen« auf den Plan, die wie eine Art Müllschlucker diese oxidierten Fette in ihr Inneres aufnehmen. Nun sitzen sie also da, diese aufgeschäumten Zellen – prall gefüllt mit oxidiertem LDL-Cholesterin. Sie sammeln sich und heften sich an die Gefäßwände, wo sie an der Ausbildung der atherosklerotischen Plaques maßgeblich mitbeteiligt sind.

Unser eigentliches Problem besteht also nicht in einem erhöhten Cholesterinspiegel, sondern in der Frage, wie viel von diesem Cholesterin durch freie Radikale oxidiert worden ist. Und dieser Zerstörungsgrad ist wiederum abhängig von den Radikalfängern, die daher zur Gesunderhaltung unserer Gefäße so wichtig sind. Carotinoide scheinen, den vorliegenden Daten zufolge, einen gefäßschützenden Effekt zu haben. Wer erniedrigte Blutspiegel an Carotinoiden hat, muss mit einer Verdopplung des Risikos für den Herzinfarkt rechnen. Interessant ist, dass auch Vitamin C im Gefäßschutz eine Rolle spielt: Wer von diesem Antioxidans ausreichend aufnimmt, hat gute Chancen, dem Herzinfarkt ein Schnippchen zu schlagen. Wer dagegen wenig Vitamin C (< 12 µmol/l) im Blut hat, der muss mit einem 3,5-fach erhöhten Herzinfarktrisiko leben.

Untersuchungen haben gezeigt, dass Vitamin C (1000 mg/Tag) den Blutdruck senken kann. Außerdem ist es an der Bildung von Kollagen beteiligt, welches die Gefäße innen auskleidet, und trägt damit zur Gesunderhaltung der Gefäßwände bei.

Schließlich hilft Vitamin C auch beim Abbau des Cholesterins und verringert damit das Risiko für die Bildung von oxidiertem Cholesterin. Ganz besonders wichtig ist Vitamin C für Diabetiker, die, in Folge ihrer gefäßfeindlichen Stoffwechsellage, mit einem erhöhten Risiko für Herzinfarkte und Schlaganfälle leben müssen. Vitamin C schützt die Blutgefäße und mindert u. a. die »Verzuckerungen« von Eiweiß (Stichwort »HbA_{1c}-Wert«). Somit leistet Vitamin C einen Beitrag zum Schutz vor den diabetischen Folgeschäden (z. B. Durchblutungsstörungen).

ENTSCHEIDEND: GEFÄSSSCHÜTZENDE BIOAKTIVE PFLANZENINHALTSSTOFFE

In großen Studien konnte gezeigt werden, dass eine pflanzenbetonte Kost das Risiko für Bluthochdruck, Herzinfarkt und Schlaganfall deutlich senken kann. In zwei amerikanischen Studien hat sich bei einer detaillierten

Überprüfung der Daten (2010) gezeigt, dass die Gefahr für einen Anstieg des Bluthochdrucks vor allem bei einer geringen Zufuhr an Polyphenolen gilt. Umgekehrt kann eine verbesserte Zufuhr an diesen sekundären Pflanzenstoffen das Risiko für einen Blutdruckanstieg mindern. Das Ergebnis aus diesen beiden Studien ist nicht weiter verwunderlich, denn die Flavonoide, die zu den Polyphenolen gehören, sind für ihre durchblutungsfördernde und gefäßerweiternde Wirkung bekannt. Zudem sind die Polyphenole, wie bereits erwähnt, hoch effiziente Antioxidantien.

Auch in einer weiteren wissenschaftlichen Untersuchung, der DASH-Studie, die mit 459 Personen, die an Bluthochdruck litten, durchgeführt wurde, konnte die positive Wirkung des »Grünfutters« belegt werden: Innerhalb von 8 Wochen ließ sich der bestehende Bluthochdruck durch die obst- und gemüsereiche Ernährung signifikant senken. Noch besser war das Ergebnis, wenn gleichzeitig mehr Ballaststoffe und weniger Fette verzehrt wurden. Auch weitere Studien belegten den Effekt, dass ein Obst- und Gemüseverzehr von mindestens 5 Portionen am Tag zu einer Absenkung eines erhöhten Blutdrucks beiträgt. Durch diese Daten wird der (umgekehrte) Zusammenhang zwischen der pflanzenbetonten Kost und der Ausprägung des Bluthochdrucks als »sehr deutlich« eingestuft.

81

Auch Beobachtungen zur krankhaften Veränderung der Blutgefäße und zur Entstehung des Herzinfarktes stehen mit der Pflanzenkost in Verbindung. Demnach wirken die sekundären Pflanzenstoffe der Verklumpung des Blutes entgegen und hemmen die krank machenden Entzündungsprozesse in den Blutgefäßen. Ebenso liegen zum Schlaganfall aus großen Studien Ergebnisse vor, die auf eine gefäßschützende Wirkung durch bioaktive Pflanzeninhaltsstoffe aus Gemüse und Obst schließen lassen. Personen, die täglich 3 bis 5 Portionen Obst und Gemüse verzehrten, hatten, im Vergleich zu jenen, die weniger als 3 Portionen am Tag auf dem Teller hatten, ein deutlich geringeres Risiko für einen auftretenden Schlaganfall. Große Fachgesellschaften, die sich mit der Vorbeugung von Herz-Kreislauf-Erkrankungen befassen, empfehlen daher zur Vermeidung von Herz-Kreislauf-Erkrankungen täglich mindestens 5- bis 7-mal in den »Pflanzentopf« zu greifen. Besonders empfehlenswert sind Knoblauch sowie polyphenolreiche, zuckerarme Beerenfrüchte (z. B. Heidel-, Goji-, Acaibeeren, Granat-apfel) und entzündungshemmende Gewürzpflanzen wie z. B. Ingwer und Kurkuma (Kurkumin). Ebenso ist das Resveratrol aus dem Rebstock (am besten in Kombination mit Kurkumin) empfehlenswert. Sollten Sie sich mit der Beschaffung der genannten Pflanzensorten schwertun, können Sie auf Nahrungsergänzungsmittel ausweichen, welche die genannten »Super-foods« und Antiagingsubstanzen in Kombination mit Gewürzpflanzen ent-halten. Bei Interesse können Sie mich gerne kontaktieren.

Geißel Krebs – auch nach jahrzehntelanger Forschung keine Lösung in Sicht

WUSSTEN SIE, DASS

- nur etwa 5 bis 8 Prozent aller Krebserkrankungen erblich bedingt sind?
- der Einfluss von Umwelt- und Ernährungsfaktoren bei geschätzten 90 Prozent liegt?
- etwa jeder vierte bis fünfte Krebsfall durch die richtige Ernährung verhindert werden könnte?
- Polyphenole als Antioxidantien in der Krebsvorbeugung eine besondere Rolle spielen?
- Brokkoli, Weißkraut und Co. einen fantastischen Krebsschutz bieten?

KREBSERKRANKUNGEN WERDEN KÜNFTIG ZUNEHMEN

In Deutschland erkranken derzeit jährlich etwa 500 000 Menschen neu an Krebs. Etwa 220 000 sterben jährlich an dieser Krankheit. Von der Weltge-sundheitsorganisation (WHO) liegen düstere Prognosen vor: Bis zum Jahr 2020 sollen die Krebsneuerkrankungen um 50 Prozent ansteigen und damit auf Platz 1 der Todesursachenstatistik vorrücken. An erster Stelle der Krebserkrankungen steht in Deutschland bei den Frauen der Brust-krebs, der sich mittlerweile zur alarmierenden »Massenerkrankung« ent-wickelt hat. Rund 46 000 Frauen erkranken jährlich an dieser Krebsform, etwa 18 000 Frauen sterben daran. Dickdarm- und Mastdarmkrebs ist die zweithäufigste Krebsart beim weiblichen Geschlecht. Bei Männern hat sich mittlerweile der Prostatakrebs auf Platz 1 »hochgearbeitet« – jedes Jahr werden etwa 32 000 Männer mit dieser Diagnose konfrontiert. An zweiter Stelle folgt beim starken Geschlecht der Lungenkrebs, allerdings holen die Frauen hier – aufgrund des stetig steigenden Tabakkonsums – gewaltig auf.

ENTZÜNDUNGEN BEGÜNSTIGEN KREBS

Besteht langfristig eine entzündungsbedingte Erkrankung, so nimmt das Risiko für Krebserkrankungen zu. Auch die bereits erwähnten unbemerkten (»niedriggradigen«) entzündlichen Prozesse können das Tumorwachstum begünstigen. Im Zuge der entzündungsbedingten »Brandherde« werden von den Immunzellen auch vermehrt entzündungsfördernde Botenstoffe gebildet. Und diese sorgen auf vielfältige Weise dafür, dass Tumorzellen sich im Körper breitmachen können: u. a. wird die körpereigene Abwehr die Tumorzellen schlechter erkennen und abtöten. Weiterhin erleichtern sie die Angiogenese von Krebszellen. Damit ist die Gefäßneubildung von Tumorzellen gemeint. Mithilfe neu sprießender Blutgefäße versuchen Krebszellen Anschluss an das große Blutgefäßsystem des Körpers zu erhalten. Haben die entarteten Zellen das einmal geschafft, können sie sich von dort Nährstoffe aus dem Blut holen und sich so weiterentwickeln und wachsen. Die Angiogenese ist der entscheidende Schritt auf dem Weg in eine manifeste Krebserkrankung, daher zielt die moderne Krebsbehandlung u. a. auch vorrangig auf die Unterdrückung dieses Vorgangs mithilfe von Medikamenten ab.

KREBS – IN ERSTER LINIE EINE FRAGE DER ERNÄHRUNG

Nur etwa 5 bis 10 Prozent der Krebserkrankungen sind erblich bedingt! Schätzungen zufolge sind bis zu 90 Prozent der Krebserkrankungen das Ergebnis von Umweltgiften und einer ungesunden Lebensweise. Sie können also das Schicksal herausfordern oder sich schützen – das liegt ganz bei Ihnen!

Nach den Daten des Weltkrebsforschungsfonds (World Cancer Research Fund International – WCRF) könnten durch die richtige Ernährung in Deutschland jährlich etwa 130 000 Krebsfälle verhindert werden. Der Einfluss der Ernährung auf die Krebsentstehung scheint von herausragender Bedeutung zu sein. Einwanderer, die ihre Ernährungs- und Lebensgewohnheiten dem neuen Land anpassen, sind auch bei den dort vorherrschenden Krebsarten mit dabei. Beispielsweise ist Magenkrebs in Japan sehr viel häufiger anzutreffen als in den USA, während bösartige Tumoren an Dickdarm, Brust und Prostata dort seltener vorkommen. Wenn jedoch Japaner in die USA einwandern, verlieren sich diese Unterschiede innerhalb von ein oder zwei Generationen, was man in erster Linie auf die veränderten Essgewohnheiten zurückführt.

Zu den Nahrungsmitteln, die den Krebs begünstigen können, zählen gesalzene und gepökelte Lebensmittel (z. B. in Salz eingelegtes Fleisch, Wurstwaren), die beispielsweise das Magenkrebsrisiko erhöhen. Die gesättigten, »falschen« Fette (z. B. in Wurst, Käse, Bratfett, Soßen etc.) lassen die Gefahr für Darm-, Brust-, Gebärmutter- und Prostatakrebs ansteigen. Wer zu oft Fleisch verzehrt, hat ein höheres Risiko für Darm-, Brust-, Prostata- und Nierentumoren. Wird das Fleisch gebraten oder gegrillt, kann es für den Darm, aber auch für den Magen zusätzlich gefährlich werden, denn beim starken »Rösten« von Fleisch entstehen krebserregende Benzpyrene. Auch tierische Produkte wie Milch- und Milchprodukte, die zwar gute Kalziumlieferanten sind, sollten wir – möglicherweise auf Grund ihres Fettgehaltes – nicht im Übermaß verzehren.

MINDESTENS JEDER FÜNFTE KREBSFALL WÄRE VERMEIDBAR!

Überhaupt wären wir besser beraten, uns mehr der Pflanzenkost zuzuwenden und Fleisch (zwar wichtig für bestimmte Mikronährstoffe, die kaum in Pflanzen vorkommen wie z. B. Selen, L-Carnitin, Vitamin B12) nur in Maßen zu genießen. Denn das »Grünzeug« steckt voller schützender Stoffe wie beispielsweise den Antioxidantien und anderen Pflanzeninhaltsstoffen, die bei der Krebsvermeidung helfen können.

Betrachtet man alle Studien (etwa 170), die bislang zur Aufklärung des

Einflusses von Obst und Gemüse auf die Krebshäufigkeit durchgeführt wurden, so lässt sich feststellen, dass die Pflanzenkost bei über 80 Prozent der Untersuchungen eine krebsschützende Wirkung ergeben hat. In einer italienischen Studie hatten diejenigen, die eifrig grünes Gemüse, Karotten und frische Früchte aßen, ein um 50 bis 80 Prozent verringertes Risiko, an Krebs zu erkranken.

Die Auswertung einer japanischen Untersuchung mit etwa 260 000 Personen, deren Essgewohnheiten über einen Zeitraum von 17 Jahren unter die Lupe genommen wurden, ergab, dass die »Grünzeugesser« weitaus länger lebten als die Verächter der Pflanzenkost. Wer täglich Gemüsesorten wie Karotten, Spinat, Paprika und Brokkoli aß, lebte 10 bis 15 Jahre länger als die fleischreich und gemüsearm Ernährten. Die Sterblichkeit an Krebs war um 60 Prozent niedriger. Auch die Raucher und Alkoholkonsumenten waren mit der Pflanzenkost besser dran als ohne – das Auftreten von Krebs und Herzerkrankungen lag 30 Prozent unter der Rate der Personen, die rauchten, Alkohol tranken und im Vergleich weniger Obst und Gemüse verzehrten.

85

Mit unserem Obst- und Gemüsekonsum ist es allerdings schlecht bestellt. Wir stehen auf Platz 11 (!) der europäischen Rangliste, die von den Griechen, Portugiesen und Spaniern angeführt wird. Während die Südländer im Schnitt etwa 320 Kilogramm Obst und Gemüse pro Person und pro Jahr vertilgen, sind das bei uns gerade mal 190 Kilogramm. Dabei könnten durch einen vermehrten Verzehr der Pflanzenkost, nach Meinung des Deutschen Institutes für Ernährungsforschung (Potsdam-Rehbrücke), sogar bis zu 40 Prozent der Krebsfälle vermieden werden!

Empfohlen werden täglich drei Portionen Gemüse (etwa 380 Gramm) – davon etwa die Hälfte roh – und zwei Portionen (250 Gramm) möglichst frisches Obst. Tatsächlich wird diese Empfehlung allerdings in weiten Teilen der Bevölkerung nicht eingehalten, oder gehören Sie vielleicht zu den wenigen, die das regelmäßig (täglich!) befolgen?

Tabelle 11: Nahrungsmittel, die Krebserkrankungen fördern, und Nahrungsmittel, die vor Krebs schützen	
Nahrungsmittel	**Krebserkrankungen**
Risikoerhöhung durch:	*Gehäuftes Auftreten bei folgenden Organen:*
Gesalzene und gepökelte Lebensmittel	Magen
Fett	Darm, Brust, Gebärmutter, Prostata
Fleisch	Darm, Brust, Prostata, Niere, Bauchspeicheldrüse
Braten, Grillen	Darm, Magen
Milch, Milchprodukte	Prostata, Niere
Risikosenkung durch:	*Weniger Krebs bei folgenden Organen:*
Obst und Gemüse	Mundhöhle, Speiseröhre, Lunge, Magen, Blase, Bauchspeicheldrüse, Darm
Grüner Tee	Magen
Vollkorngetreide	Brust, Magen
Hülsenfrüchte	Brust, Prostata, Darm

EIN APFEL AM TAG HÄLT DEN DOKTOR NICHT FERN

Der Deutschen liebstes »Obstkind« ist der Apfel. Dabei weisen die verfügbaren Neuzüchtungen lange nicht mehr die Inhaltsstoffe auf, die alte Apfelsorten hatten. So wurden beispielsweise die wertvollen Polyphenole zunehmend herausgezüchtet. Kein Wunder also, dass der alte Spruch »Ein Apfel am Tag hält den Doktor fern« nicht mehr gilt. Dieser Zusammenhang wurde nun in der Tat erstmalig wissenschaftlich geprüft und bestätigt, dass die »täglichen Apfelesser« in Bezug auf einen fälligen Arztbesuch nicht profitieren konnten. In den USA überprüfte man hierzu während eines Zeitraums von 3 Jahren die Verzehrgewohnheiten von 8700 Erwachsenen. Als »tägliche Apfelesser« wurden hierbei Personen erfasst, die jeden Tag einen kleinen Apfel (mind. 7 cm Durchmesser) oder etwa 150 Gramm Apfel verzehrten. Als Kriterium, um erfolgreich »den Arzt fernzuhalten«, galt höchstens ein Arztbesuch pro Jahr. Auch Krankenhausaufenthalte und die Anwendung von Medikamenten wurden erfasst. Unter der Berücksichtigung bzw. Anpassung von/an sozialen Bevölkerungsmerkmalen ergab sich Folgendes: Es zeigte sich kein signifikanter Unterschied in Bezug auf die Arztkonsultationen zwischen den »täglichen Apfelessern« und der Kontrollgruppe, die weniger oder keine Äpfel aß. Allerdings wendeten die »Nichtapfelesser« mehr Medikamente an als die »täglichen Apfelesser«.

PFLANZENPOWER – KNOBLAUCH UND KOHL
FÜHREN DIE »HITLISTE« AN

Beim Obst- und Gemüsekonsum ist Vielseitigkeit gefragt. In den Neunzigerjahren begann in den USA eine umfassende und sehr interessante Untersuchung des Nationalen Krebsforschungszentrums. Man wählte für diese Studie 40 pflanzliche Nahrungsmittel aus, die aufgrund von vorhergehenden Beobachtungen und Untersuchungen als Lebensmittel mit krebshemmender Wirkung eingestuft worden waren. An vorderster Front steht hier der Knoblauch, gefolgt von den diversen Kohlarten und Hülsenfrüchten. Auch Karotten, Zwiebeln, Zitrusfrüchte und Vollwertgetreide sind »hitverdächtig«. In verschiedenen Studien ergab sich ein Zusammenhang zwischen dem Knoblauch- und Zwiebelkonsum und dem Auftreten von Magenkrebs. Demnach sank mit zunehmendem Konsum das Krebsrisiko. Zitrusfrüchte sind reich an antioxidativ wirksamen Polyphenolen und an radikalfangenden Vitaminen (z. B. Vitamin C). Sie enthalten aber auch Terpene, die für das feine Aroma sorgen und der Entstehung von Lungen-, Magen- und Darmkrebs entgegenwirken sollen.

In Hülsenfrüchten (z. B. Bohnen, Erbsen, Linsen) sind zudem Saponine enthalten, die nicht nur wie ein natürliches Antibiotikum wirken, sondern auch giftige Gallensäuren binden und vermutlich vor Darmkrebs schützen. Die Kohlarten gelten ebenfalls als sehr empfehlenswert. In einer Untersuchung mit 1230 Männern (im Alter von 40 bis 64 Jahre) waren diejenigen am seltensten an Prostatakrebs erkrankt, die vermehrt Weiß-, Grün-, Rot-, Blumen- und Rosenkohl verzehrt hatten. Auch der Brokkoli zählt zu den Hoffnungsträgern. Die Kohlpflanzen enthalten schwefelhaltige Stoffe, welche die Schärfe und den Geruch der Pflanzen ausmachen. Aus diesen Inhaltsstoffen entstehen beim Schneiden und Zerkleinern des Gemüses die sogenannten »Senföle«, die nicht nur Bakterien abtöten, sondern auch das Immunsystem auf Vordermann bringen, den Körper entgiften und eine krebsschützende Wirkung haben sollen. Leider gehen die gesundheitsfördernden schwefelhaltigen Stoffe bei starker Erhitzung und Verarbeitung von Lebensmitteln verloren. Im Sauerkraut ist von diesen Pflanzeninhaltsstoffen praktisch nichts mehr vorhanden – trotzdem ist Sauerkraut wegen der dort vorhandenen Milchsäurebakterien ein wertvolles Nahrungsmittel, das die Darmflora verbessern kann.

In einer chinesischen Untersuchung mit etwa 18 240 Männern, die über 11 Jahre hinweg beobachtet wurden, zeigte sich, dass die Kohl verzehrenden Vertreter ein um etwa 35 Prozent erniedrigtes Risiko für Lungenkrebs aufwiesen.

BIOAKTIVE PFLANZENSTOFFE »SPRECHEN« MIT UNSEREN GENEN

Sehr interessant sind, vor allem in Zusammenhang mit Krebserkrankungen, die neuen Erkenntnisse, die aus dem Gebiet der Epigenetik stammen. Die Epigenetik ist eine Art »Zusatzgenetik«, die sich u. a. mit dem Einfluss von Lebensstil- und Nahrungsfaktoren auf unser Erbgut befasst. Dieses ist nämlich keine starre Größe, die wir von Geburt an besitzen, sondern unterliegt – wie man inzwischen weiß – lebenslangen Veränderungen, die zum An- und Abschalten von Genen beitragen. So können durch Manipulationen am Erbgut (z. B. durch Rauchen, Umweltgifte, Viren) krebserregende Onkogene aktiviert werden. Ebenso kann es durch die Betätigung der entsprechenden Schalter am Erbgut zum Abschalten der krebsunterdrückenden Schutzgene kommen. Beide Vorgänge können das Krebsrisiko jeweils massiv erhöhen.

Hier sind die sekundären Pflanzeninhaltsstoffe von erheblichem Einfluss. Sie sind in der Lage, den krebsbegünstigenden Veränderungen des Erbguts entgegenzuwirken bzw. die krebsfördernden Veränderungen am Erbgut rückgängig zu machen. Man spricht in diesem Zusammenhang von den »Nutrigenomics«, also Nährstoffen, die mit den Genen in Wechselwirkung treten können. Vor allem Polyphenole, wie sie z. B. in Grüntee, Beerenfrüchten (vor allem in Acai- und Gojibeeren), Weintraubenkernen (OPC) und Gewürzen wie Ingwer (Gingerole) und Gelbwurz (Kurkumin) vorkommen, scheinen hier eine wichtige Rolle zu spielen. Die Polyphenole können die körpereigene Tumorüberwachung unterstützen und die bereits beschriebene Angiogenese hemmen. Daher sind diese polyphenolhaltigen Obstsorten und Gewürzpflanzen besonders empfehlenswert.

Weiterhin gelten aber auch Glucosinolate, die z. B. in Brokkoli und Kohl zu finden sind, und schwefelhaltige Stoffe, die in Knoblauch und Zwiebeln vorkommen, als schützende Nutrigenomics. Es lohnt sich in jedem Fall, diese interessanten, schützenden Lebensmittel vermehrt in den Speiseplan einzubauen. Sollten Sie keine Zeit oder keine Lust haben, täglich viel Gemüse und Obst zu essen, dann können Sie auf Nahrungsergänzungsmittel ausweichen. Aber Vorsicht: Achten Sie darauf, dass diese aus Obst-,

Gemüse- und Gewürzpflanzenextrakten zusammengesetzt sind und damit die Vielfalt der bioaktiven Pflanzeninhaltsstoffe beinhalten. In jedem Fall ist eine Ernährungsumstellung hin zu mehr Obst und Gemüse in Bezug auf die Vermeidung von Krebserkrankungen sinnvoll und wünschenswert.

WAS ICH IHNEN RATE

Orientieren Sie sich bei der Gemüseauswahl an der Jahreszeit und versuchen Sie, Abwechslung in Ihren Speiseplan zu bringen. Essen Sie öfter mal Kohl, Brokkoli und Kohlrabi.

Es gibt gut zusammengesetzte Nahrungsergänzungsmittel aus vielen verschiedenen Gemüse- und Obstsorten. Diese können auch gut bei Unverträglichkeiten (z. B. Fruchtzuckerunverträglichkeit) eingesetzt werden. Bei Bedarf können Sie mich für entsprechende Empfehlungen gerne ansprechen. Meine Kontaktdaten finden Sie im Anhang.

BEWEGUNG – AUCH KÖRPERLICHE AKTIVITÄT SCHÜTZT!

Das Thema Sport habe ich bereits zu Beginn des Buches – in Zusammenhang mit den schädlichen freien Radikalen – erwähnt. Extreme körperliche Betätigung kann zu einer massiven Ansammlung der aggressiven Winzlinge führen, daher möchte ich auch an dieser Stelle von völlig übertriebenen Aktivitäten abraten.

Unbestritten ist, dass Bewegung für das Herz-Kreislauf-System, für den Haltungsapparat und zur Vermeidung von Übergewicht grundsätzlich eine gute Sache ist. Auch Krebserkrankungen kann vorgebeugt werden. Die Auswertung von fast 40 Studien ergab, dass »bewegte Menschen« im Vergleich zu den »Couchpotatoes« ein um 70 Prozent geringeres Darmkrebsrisiko haben. Auch im Hinblick auf die Vermeidung von Brust- und Prostatakrebs kann sich der Aufwand lohnen: Eine Senkung des Risikos um 30 Prozent (Brustkrebs) bzw. sogar um bis zu 70 Prozent (Prostatakrebs) für diejenigen, die sich regelmäßig körperlich betätigen, ist möglich.

Wer seinen Körper regelmäßig beansprucht, beeinflusst nicht nur seinen Energie- und Verdauungsstoffwechsel positiv, sondern auch seinen Hormonhaushalt und das Immunsystem. Interessanterweise werden beispielsweise vermehrt Eiweiße hergestellt, die im Blut zirkulierende nachteilige Hormone »einfangen«. Außerdem wird dem Fettgewebe – und damit der zweitwichtigsten Hormonfabrik – zu Leibe gerückt. Die moderate Bewegung wirkt zudem auch entzündungshemmend.

Wie sollte nun ein solches »Bewegungsprogramm« aussehen? Die Empfehlung lautet: täglich mindestens eine Stunde körperlich aktiv sein. Dazu reicht es, beispielsweise einen zügigen Spaziergang zu unternehmen. Sie

91

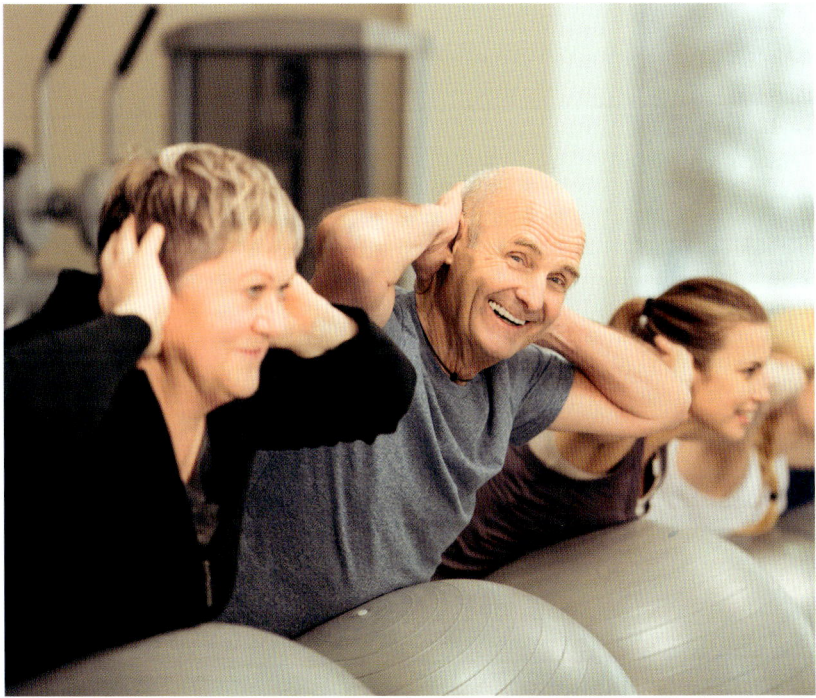

Moderate Bewegung unterstützt jede gewichtsreduzierende Maßnahme.

können auch Walking oder – noch besser – Nordic Walking mit Stöcken betreiben. Das bringt den Kreislauf in Schwung, trainiert Ihre Muskeln und hilft, den Hormonhaushalt zu normalisieren. Sie müssen die geforderte Stunde auch nicht »am Stück abarbeiten«. Es zählt auch, wenn Sie – durch Ihren Alltag bedingt – dazwischen Pausen einlegen müssen, morgens und abends jeweils eine halbe Stunde spazieren gehen oder dafür in dieser Zeit Gartenarbeit erledigen, Fenster putzen und mit dem Fahrrad zum Einkaufen fahren. Einmal wöchentlich darf es dann etwas mehr sein: Vielleicht suchen Sie sich hier eine Bewegungsart aus (z. B. ausgedehntere Radtouren, Gymnastik, Schwimmen), die Ihnen Spaß macht, Sie aber nicht allzu sehr aus der Puste bringt – denn in diesem Fall lauern schon wieder die schädlichen (und auch krebsfördernden) freien Radikale.

Mit zunehmendem Alter wird der Geist schwach – das muss nicht sein!

WUSSTEN SIE, DASS

- das Gehirn aus bis zu 100 Milliarden Gehirnzellen besteht, von denen wir täglich 1000 bis 10 000 verlieren?
- Bioaktive Pflanzeninhaltsstoffe wie die Polyphenole vor Alzheimer und anderen Demenzen schützen?
- körperliche Aktivität und Bewegung auch den Kopf fit hält?
- Musik die Hirnaktivität steigert?
- Nervenzellen auf die konstante Verfügbarkeit von Traubenzucker angewiesen sind?

GEISTIGE FITNESS – NICHT UNBEDINGT EINE FRAGE DES ALTERS

Im Verlauf des Älterwerdens lassen nicht nur die Organfunktionen nach, sondern häufig bleibt auch die geistige Leistungsfähigkeit auf der Strecke. Dabei muss das Alter nicht zwangsweise in eine Hirnleistungsstörung münden. Die späten Werke zahlreicher bekannter Wissenschaftler und Künstler zeugen vom Gegenteil. So erfand beispielsweise Thomas A. Edison erst weit jenseits des 60. Lebensjahres die Glühbirne. Marc Chagall malte mit 98 Jahren das letzte Chorfenster der Mainzer Stefanskirche und Johann Wolfgang von Goethe beendete im Alter von 80 Jahren seinen Faust. Ebenso zeigen uns die Spätwerke von Leonardo da Vinci oder die wissenschaftlichen Abhandlungen von Albert Einstein, dass auch ältere Menschen noch eine enorme Schaffenskraft haben können und zu künstlerischen und geistigen Höchstleistungen fähig sind.

Deutliche und früh auftretende Störungen der Hirnleistung sind also keineswegs altersbedingt, sondern eher auf krankhafte Veränderungen im Gehirn zurückzuführen. Interessant ist das Ergebnis einer amerikanischen Studie, dass diejenigen, die zwischen dem 30. und dem 50. Lebensjahr geistig und körperlich aktiv waren, seltener an Hirnleistungsstörungen erkrankten als die Bequemen.

GEDÄCHTNISVERLUSTE UND DEMENZEN – WENN DER GEIST IM ALTER NICHT MEHR MITMACHT

Das ist jedem schon einmal passiert: Wir gehen in den Keller, um etwas Bestimmtes dort zu holen, und können uns, dort angekommen, nicht mehr erinnern, was das eigentlich genau war. Oder es fällt uns der Name unseres Gegenübers nicht mehr ein. Gedächtnisstörungen treffen jeden einmal. Aber was, wenn sie zunehmend häufiger vorkommen und bestimmte Ausmaße annehmen, z. B. dass der Betroffene nicht mehr weiß, wer oder wo er ist. In diesem Fall spricht man von den Altersdemenzen, die sich am häufigsten in der Form der Alzheimerkrankheit zeigen. Der Begriff »Demenz« kommt aus dem Lateinischen und bedeutet »Zustand der Geistlosigkeit«.

Derzeit leiden etwa 800 000 Menschen in der BRD an diesem »schleichenden Persönlichkeitsverlust«. Experten gehen davon aus, dass wir im Jahr 2030, infolge der prognostizierten Überalterung der Bevölkerung, mit etwa zwei Millionen Alzheimer-Kranken rechnen müssen. Frauen und Männer sind gleichermaßen gefährdet.

Die Krankheit ist derzeit nicht heilbar – lediglich der Verlauf kann günstig beeinflusst bzw. verzögert werden – wenn frühzeitig gegengesteuert wird.

DIE ALZHEIMER'SCHE ERKRANKUNG VERLÄUFT IN SCHÜBEN

Die Erkrankung betrifft das Gehirn – dort sterben bestimmte Nervenzellen ab. Im Verlauf der Erkrankung kann das Gehirn auf 80 Prozent seines Normalgewichtes schrumpfen. Der Prozess schreitet in der Regel langsam voran und kann sich durch diverse Warnzeichen ankündigen. Zunächst können sich leichte Gedächtnisstörungen und Orientierungsschwierigkeiten einstellen, die den Alltag vorerst nicht beeinträchtigen. Betroffen ist in erster Linie das Kurzzeitgedächtnis – es werden Dinge vergessen, die in der nahen Vergangenheit passiert sind. Lange Gedichte, die vielleicht vor vielen Jahrzehnten auswendig gelernt wurden, können dagegen von den Betroffenen meist noch problemlos aufgesagt werden.

94

Im zweiten Stadium gesellen sich bereits tief greifende Persönlichkeitsveränderungen zu den Erstphänomenen dazu. Die Betroffenen leiden unter depressiven Verstimmungen, möglicherweise auch Aggressivität und ziehen sich immer mehr zurück. Gleichzeitig nimmt der Pflegebedarf für die Erkrankten zu. Häufig finden sich die Patienten weder innerhalb noch außerhalb ihrer Wohnung zurecht. Allerdings können sich in diesem Krankheitsabschnitt immer noch klare Tage mit verwirrten abwechseln.

In der dritten Phase des Krankheitsbildes ist oft eine Heimeinweisung notwendig, da eine selbstständige Lebensführung nicht mehr möglich ist.

Es ist nicht immer einfach, die Alzheimer'sche Erkrankung von ähnlichen Symptombildern, die beispielsweise von anderen Gemütserkrankungen, Durchblutungsstörungen oder gar einem Schlaganfall herrühren können, abzugrenzen. Hier ist der Facharzt (Neurologe) gefragt!

Tabelle 12: Mögliche Warnzeichen, die für die Alzheimer'sche Krankheit sprechen (Beispiele)	
Frühe Symptome:	Kurzzeitgedächtnisverlust Rasche Ermüdbarkeit Konzentrationsstörungen Sprachschwierigkeiten
Weitere, später auftretende Symptome:	Antriebsarmut, Teilnahmslosigkeit Verlorenes Zeitgefühl Schlafstörungen Kontaktarmut, Isolation Stimmungsschwankungen Nachlassendes Interesse an Hobbys, Arbeit, Umgebung
Alarmierende Symptome:	Orientierungsverlust Unfähigkeit, Familienmitglieder zu erkennen Vornübergeneigter, schleppender Gang Kontrollverlust von Blase und Darm Krampfanfälle

DIE »UNTERHALTUNG« DER NERVENZELLEN UNTEREINANDER IST MASSIV GESTÖRT

Unser Gehirn muss viel leisten – sämtliche Eindrücke werden dort verarbeitet und gespeichert. Diese Aufgabe können die grauen Zellen nur erfüllen, wenn alle Nervenzellen koordiniert zusammenarbeiten. Ist dies nicht mehr der Fall, kommt es zu Ausfallserscheinungen.

Man weiß inzwischen gut Bescheid darüber, was im Gehirn bei Demenzerkrankungen genau passiert. Unsere Nervenzellen sind auf Überträgerstoffe angewiesen, welche die Informationen von der einen zur nächsten Nervenzelle leiten. Dabei befinden sich diese verschiedenen Botenstoffe in einem Gleichgewicht zueinander. Die Informationsübermittler werden beispielsweise bei Lern- und Gedächtnisprozessen kurzfristig aus den Nervenzellen freigesetzt und verschwinden nach getaner Arbeit wieder im »Grundrauschen«. Nicht so bei der Alzheimerkrankheit; dort gewinnt einer dieser Signalstoffe die Oberhand: Der Botenstoff Glutamat zieht sich nach vollendeter Informationsübertragung nicht – wie bei gesunden Personen – wieder zurück, sondern bleibt den Nervenzellen hartnäckig »auf den Fersen«. Damit ist die Verständigung der einzelnen Nervenzellen untereinander empfindlich gestört. Die betroffenen Zellen streiken und sterben ab, was natürlich fatale Konsequenzen für die Gehirnleistung hat. Gleichzeitig kommt es zu einer Störung des Eiweißstoffwechsels und einer krankhaften Ablagerung von Eiweißklumpen (Amyloid-Plaques) zwischen den Nervenzellen, die als typische Merkmale in den Gehirnen von Alzheimer-Patienten nachweisbar sind. Auch innerhalb der Nervenzellen bilden sich zottige und verknäuelte Eiweiße, wodurch deren Funktion massiv gestört wird. Diese Phänomene treiben den Zelltod weiter voran.

MORBUS ALZHEIMER DURCH FREIE RADIKALE UND ENTZÜNDUNGEN

Obwohl diese Vorgänge mittlerweile so gut aufgeklärt sind, kann man noch immer wenig über die möglichen Ursachen der Erkrankung sagen. Man schätzt, dass nur etwa 1 bis 2 Prozent aller Alzheimer-Fälle mit der erblichen Komponente erklärt werden können. Wo kommen nun die vielen anderen Krankheitsfälle her?

Neben Defekten am Erbgut sind auch Entzündungen im Gespräch. Ebenso tragen die Personen, die irgendwann einmal eine Schädelverletzung hatten, ein erhöhtes Erkrankungsrisiko. Auch scheint die geistige Aktivität eine Rolle zu spielen: Wer geistig aktiv ist, erkrankt seltener an Alzheimer als Personen, die ihre grauen Zellen weniger bemühen.

Es liegen inzwischen aber auch deutliche Hinweise darauf vor, dass die freien Radikale hier »ihre Finger im Spiel« haben. Die aggressiven Teilchen machen nämlich auch vor den Gehirnregionen nicht halt. Im Gegenteil –

sie werden dort in verstärktem Maß gebildet: Obwohl das Gehirn nur etwa 2 Prozent des Körpergewichts ausmacht, verbraucht es in Ruhe mindestens 20 Prozent des Sauerstoffangebots. Damit steigt auch der oxidative Stress in den Gehirnzellen. Die freien Radikale knöpfen sich bevorzugt die empfindlichen Fettsäuren der Nervenzellumhüllungen vor. Aber gerade die Weiterleitung von Informationen von Nervenzelle zu Nervenzelle ist an eine intakte, unbeschädigte Zellummantelung gebunden. Sind die äußeren Hüllen der Nervenzellen erst einmal geschädigt, herrscht Informationsstopp – Befehle kommen nicht mehr an.

WAS ICH IHNEN RATE

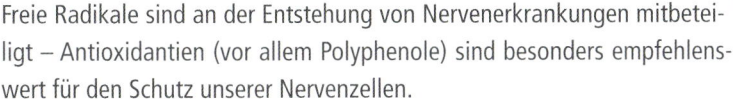

Freie Radikale sind an der Entstehung von Nervenerkrankungen mitbeteiligt – Antioxidantien (vor allem Polyphenole) sind besonders empfehlenswert für den Schutz unserer Nervenzellen.

97

Zudem setzt die Schädigung durch freie Radikale den Zellen insgesamt zu und begünstigt deren vorzeitiges Absterben. Ebenso werden bei den krankhaften Vorgängen im Gehirn die Abwehrzellen mobilisiert, die dort für eine Schadensbegrenzung sorgen sollen. Die Waffen dieser Immunzellen sind die freien Radikale, die zu diesem Zweck von den Abwehrtruppen auch gebildet und eingesetzt werden.

Auch die Tatsache, dass Rauchen, Stress und Alkohol als Risikofaktoren infrage kommen, verweist möglicherweise auf die schädlichen kleinen Teilchen. Schließlich sind das Einflussgrößen, die für einen erhöhten oxidativen Stress sorgen.

AUCH DIE PARKINSON'SCHE ERKRANKUNG WIRD DURCH FREIE RADIKALE UND ENTZÜNDUNGSPROZESSE GEFÖRDERT

Eine andere mit zunehmendem Alter immer häufiger auftretende Nervenerkrankung ist die Parkinson'sche Krankheit. In Deutschland leben etwa 250 000 Betroffene. Jenseits des 65. Lebensjahres muss – statistisch gesehen – jeder Hundertste mit der Erkrankung rechnen. Ein schleppender Gang, zitternde Hände (daher die frühere Bezeichnung »Schüttellähmung«) oder Sprech- und Schreibstörungen (z. B. immer kleiner werdende Schrift) sind typische Zeichen dieser Nervenerkrankung.

Tabelle 13: Typische Symptome der Parkinson'schen Krankheit (Beispiele)
Angewinkelter, beim Gehen nicht mitbewegter Arm
Schlurfender oder kleinschrittiger Gang
Nachziehen eines Beines beim Gehen
Vornübergebeugte Körperhaltung
Beschwerden im Nacken- und Lendenwirbelbereich
Nachtschweiß
Antriebsschwäche
Depression
Veränderungen der Schrift
Veränderungen der Stimme (heiser, leiser, monotoner)

Auch hier geht man von einer Beteiligung unbemerkter Entzündungen sowie schädlicher freier Radikale im Gehirn aus, die Nervenzellen zum Absterben bringen. In diesem Fall werden von den aggressiven Winzlingen Gebiete (»schwarze Substanz«) tief im Inneren des Gehirns attackiert, die von ausschlaggebender Bedeutung für die Steuerung von Bewegungen sind. Die »schwarze Substanz«, die ihren Namen durch den dort vorkommenden dunklen Farbstoff hat, bringt den Botenstoff Dopamin hervor, der für die Übertragung von Bewegungsimpulsen innerhalb dieser

Region und zu anderen Hirngebieten wichtig ist. Durch den Angriff der freien Radikale kommt es zum Massensterben der Dopamin herstellenden Nervenzellen. In der Folge ist auch hier das Gleichgewicht der Botenstoffe untereinander gestört und es treten die typischen Parkinson-Symptome auf. Wenn das der Fall ist, haben bereits bis zu 60 Prozent der Zellen der »schwarzen Substanz« ihr Leben eingebüßt.

Antioxidantien schützen die empfindlichen Gehirnregionen und sorgen damit auch dafür, dass die grauen Zellen fit und funktionsfähig bleiben.

ECHTES »BRAINFOOD« – FIT IM KOPF
MIT DER RICHTIGEN ERNÄHRUNG

Die richtige Ernährung ist für die Erhaltung der geistigen Fitness wichtig. Hierbei muss berücksichtigt werden, dass unsere Nervenzellen ihre Energie üblicherweise (Ausnahme: Ketonkörper, die z. B. beim Fasten entstehen) aus Traubenzucker (Glukose) gewinnen. Daher ist die Versorgung mit (komplexen) Kohlenhydraten wichtig. Sinkt der Blutzuckerspiegel ab, »hungern« die grauen Zellen. Eine Kost, die komplexe Kohlenhydrate (Ballaststoffe) liefert, ist jener mit viel handelsüblichem Zucker, der die Bauchspeicheldrüse belastet und den Blutzuckerspiegel rasch zum Abstürzen bringt, vorzuziehen. Außerdem fördern Süßigkeiten, Kuchen und sonstige Lebensmittel mit viel Zucker Entzündungen und damit auch die angesprochenen Nervenerkrankungen.

Ein ganz besonderes Interesse gilt den bereits erwähnten (langkettigen) Omega-3-Fettsäuren. Die im Kaltwasserfisch (z. B. Hering, Lachs, Makrele) vorkommenden Fettsäuren sind wesentliche Bausteine der Nervenzellen und haben zudem eine entzündungshemmende Wirkung. Also: Auch um dem Gehirn etwas Gutes zu tun, öfter mal Kaltwasserfisch essen. Ebenso ist zum Schutz der empfindlichen Nervenzellen eine vitalstoffreiche Kost mit vielen natürlich vorkommenden Antioxidantien (Obst, Gemüse, Gewürze) von Vorteil.

Besonders wichtig sind die Polyphenole, die wir – wie bereits erwähnt – vor allem in bestimmten Fruchtsorten (z. B. Acai-, Goji-, Heidelbeeren, Granatapfel, Weintrauben mit OPC), Rotwein mit Resveratrol, Grüntee

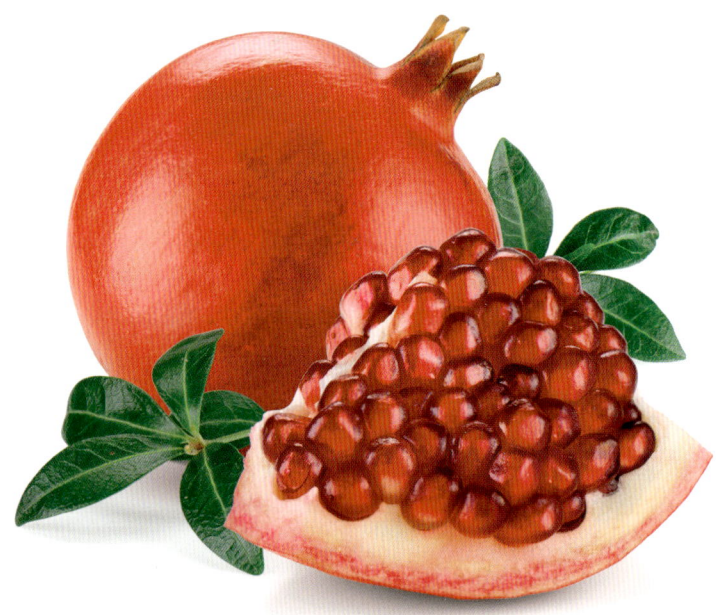

Früchte wie z. B. der Granatapfel, aber auch Beeren wie die Acai- und die Gojibeere, sind besonders reich an Polyphenolen.

und in Gewürzpflanzen (z. B. Gelbwurz mit Kurkumin, Ingwer mit Gingerolen) finden. Polyphenole können das Risiko für Alzheimer und Parkinson deutlich mindern. Wer wenig sekundäre Pflanzeninhaltsstoffe (vor allem Polyphenole) mit der Nahrung aufnimmt, hat schlechte Karten. Darauf weisen einige groß angelegte Studien, die mit Menschen jenseits des 65. Lebensjahres durchgeführt wurden, hin. So konnte u. a. gezeigt werden, dass Polyphenole den altersbedingten Veränderungen im Gehirn entgegenwirken und zur Erhaltung der geistigen Leistungsfähigkeit beitragen können. Wichtig ist in diesem Zusammenhang die Erhaltung der Plastizität des Gehirns, die wir für uneingeschränktes Denkvermögen brauchen. Eine Untersuchung mit mehr als 1300 Personen, die sich über 5 Jahre zog, hat ergeben, dass das Krankheitsrisiko für Demenzen für jene Personen am höchsten war, die wenig Polyphenole zu sich nahmen.

Besondere Schutzwirkungen liegen beispielsweise für das aus den Schalen von Weintrauben gewonnene Polyphenol (Resveratrol) und das aus der Gelbwurz stammende Kurkumin vor. Für diese Substanzen konnte gezeigt werden, dass diese natürlich vorkommenden Stoffe den Veränderungen, wie man sie bei Alzheimer-Patienten beobachten kann, entgegenwirken können. Es empfiehlt sich, auf eine Vielfalt verschiedenster Polyphenole aus Obst, Gemüse und Gewürzpflanzen, am besten in Kombination mit Resveratrol und Kurkumin (z. B. mit plantazym®, unter PZN 5746371, in der Apotheke erhältlich) zu achten, denn die hier vorkommenden natürlichen Polyphenole und Antioxidantien ergänzen sich und regenerieren sich gegenseitig.

HOMOCYSTEIN SCHÄDIGT EBENFALLS DIE NERVENZELLEN – B-VITAMINE SIND WICHTIG

Zu den ernst zu nehmenden Gefahren für das Gehirn zählt – neben den freien Radikalen – auch das Homocystein. Wer zu viel von diesem Eiweißstoff im Blut hat, muss mit einem erhöhten Erkrankungsrisiko für Demenzen und für die Parkinson'sche Krankheit rechnen. Bereits eine geringfügige Erhöhung des Homocysteinspiegels im Blut (um 5 µmol/l) ergibt eine Risikoerhöhung um 40 Prozent!

Homocystein tritt unter anderem mit den Nervenbotenstoffen in Wechselwirkung und stört deren Gleichgewicht untereinander. Außerdem entstehen bei der Verstoffwechselung des Eiweißstoffs vermehrt freie Radikale – womit sich der Kreis um den oxidativen Stress wieder schließt.

Das schädliche Homocystein kann mithilfe der Vitamine B6, B12 und Folsäure abgebaut werden – daher ist auch die Versorgung mit diesen Mikronährstoffen sehr wichtig.

Bei älteren Menschen steigt der Homocysteinwert im Blut an und mit zunehmendem Alter wächst auch die Gefahr, an Alzheimer zu erkranken. Möglicherweise ist hier ein Erklärungsansatz für das Ansteigen der Nervenerkrankung im Alter gegeben.

GINKGO – EIN BAUM FÜR DAS GEHIRN

Die zweilappigen Blätter sind das charakteristische Zeichen des Ginkgo-Baumes, der seit Millionen von Jahren auf der Erde existiert. Der Baum gilt als absoluter Überlebenskünstler mit extrem hoher Widerstandsfähigkeit.

Aus den Blättern des Baumes wird ein Extrakt gewonnen, der es in sich hat: Er bringt den Energiestoffwechsel der Gehirnzellen in Schwung und fördert die Durchblutung. Damit werden altersbedingten Leistungsschwächen wie Vergesslichkeit, Konzentrationsschwächen, Schwindel und schnellem Ermüden vorgebeugt. Interessant ist, dass der Ginkgoextrakt auch antioxidative Eigenschaften hat und somit den oxidativ bedingten Nervenzellschäden entgegenwirken kann.

Gute Erfolge liegen inzwischen auch für den Einsatz bei Schwindel und chronischen Ohrgeräuschen (Tinnitus) vor, die vielfach mit einer Durchblutungsstörung im Bereich des Gehirns einhergehen. Allerdings sollte hier zunächst eine ärztliche Untersuchung erfolgen, um weitere Ursachen auszuschließen.

In einer Untersuchung mit über 200 Patienten mit leichten bis mittelschweren Hirnleistungsstörungen, die über 24 Wochen hinweg Ginkgoextrakt eingenommen hatten, verbesserte sich die geistige Leistungsfähigkeit bei doppelt so viel Personen wie in der Gruppe, die eine »Zuckerpille« zum Vergleich erhielten.

Auch zur Vorbeugung erscheint der Blattextrakt geeignet zu sein: In einer Untersuchung (2001) mit gesunden Menschen zwischen dem 50. und dem 65. Lebensjahr, die vier Wochen lang Ginkgoextrakt eingenommen hatten, zeigte sich eine deutliche Verbesserung der geistigen Leistungsfähigkeit. In den USA läuft derzeit eine Untersuchung mit etwa 3000 älteren Personen, welche die pflanzliche »Gehirnpower« einnehmen.

Bei der Wahl des Ginkgoextraktes sollte darauf geachtet werden, dass dieser hoch dosiert ist (z. B. Gingium®-Tabletten oder Gingium®-Lösung, Hexal, in der Apotheke erhältlich).

WAS DEN GRAUEN ZELLEN SONST NOCH GUTTUT

Ein gutes Gedächtnis ist eine angeborene Gabe – diese Aussage wurde inzwischen von Wissenschaftlern widerlegt. Jeder, ob Kind, ob Senior, kann seine Merkfähigkeit und seine geistige Regheit trainieren. Wer sein Gedächtnis fordert (z. B. durch Schachspielen, Lesen, Musizieren, Gehirnjogging), der hält seine grauen Zellen auf Trab. Auch das Erlernen einer Fremdsprache oder das Merken von Namen, Telefonnummern und Geburtstagen hält den Geist fit. Damit ist schon einmal viel gegen drohende Hirnleistungsstörungen getan.

WAS ICH IHNEN RATE

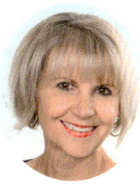

Machen Sie es sich zur Gewohnheit, täglich eine halbe Stunde zu lesen oder zu musizieren – das beugt dem geistigen Abbau vor. Achten Sie auf eine polyphenolreiche Ernährung.

103

Wer Musik liebt, selbst in die Tasten greift oder über Saiten streicht, der verdoppelt die Aktivität in seinem Klein- und Großhirn. Menschen, die bereits im Kindesalter mehrere Jahre ein Instrument gespielt haben, haben ein besseres Gedächtnis als diejenigen ohne. Musikgrößen wie Artur Rubinstein, Vladimir Horowitz oder Herbert von Karajan hatten möglicherweise der Musik ihr doch recht hohes Alter zu verdanken.

Auch die Bewegung hilft dem Gedächtnis auf die Sprünge: In einer Untersuchung mit Senioren im Alter von 60 bis 75 Jahren waren bei der Lösung von geistigen Aufgaben diejenigen im Vorteil, die regelmäßig flott wanderten. Man geht davon aus, dass Ausdauersport (z. B. Walking, Radfahren, Wandern) den Datenaustausch zwischen dem Kleinhirn, welches die Bewegungen steuert, und dem Großhirn, in dem Bewusstsein und Gedächtnis untergebracht sind, fördert.

Außerdem kann über eine körperliche Aktivität Stress abgebaut werden, denn dieser ist reinstes »Gift« für die Nervenzellen. Wer gestresst ist, schüttet Stresshormone wie zum Beispiel Kortisol aus und dieses bringt wiederum eine Menge von nervenzellschädigenden freien Radikalen in Umlauf. Dauerstress schädigt die grauen Zellen und verschlechtert das Merkvermögen.

Auch regelmäßiges Trinken ist für den Geist wichtig. Wer sich nicht ausreichend (mindestens 1,5 Liter/Tag) mit Flüssigkeit versorgt, muss mit mentalen Leistungseinbußen rechnen. Unter einem Flüssigkeitsmangel verdickt sich das Blut, was sich nachteilig auf die Durchblutung des Gehirns auswirkt. Am besten ist es, kontinuierlich – über den Tag verteilt – Wasser und Frucht- oder Kräutertees (bzw. auch grünen Tee) zu konsumieren – dann bleibt auch das Gehirn frisch!

Mit dem Alter kommen die Augenerkrankungen

WUSSTEN SIE, DASS

- in Deutschland jährlich etwa 2000 Personen am »grünen Star« erblinden?
- in Deutschland jährlich etwa 400 000 Personen am »grauen Star« operiert werden?
- ein Mangel an antioxidativen Schutzstoffen das Risiko für den »grauen Star« und die »altersbedingte Makuladegeneration« erhöht?
- es für die »altersbedingte (trockene) Makuladegeneration« keinerlei Therapie gibt und Vorbeugung daher einen großen Stellenwert hat?
- sogar Augenärzte zur Vorbeugung Antioxidantien empfehlen?

TRÜBE AUSSICHTEN IM ALTER

Nicht mehr lesen, fernsehen oder handwerklich aktiv sein können – eine einschneidende Erfahrung vieler älterer Menschen. Man muss nur alt genug werden, dann hat man auch ein höheres Risiko für Augenerkrankungen. Der schleichende Verlust der Sehkraft ist von weit reichender Konsequenz für die Betroffenen und beeinträchtigt in erheblichem Maß die Selbstständigkeit. Am Ende eines solchen Leidenswegs steht nicht selten die völlige Erblindung!

Zu den am häufigsten vorkommenden Augenerkrankungen zählt beispielsweise die altersbedingte Makuladegeneration (AMD), von der in Deutschland derzeit etwa eine Million Menschen betroffen ist. Sie ist die häufigste Ursache für Erblindungen im Alter. Auch der graue Star (Katarakt) – eine Trübung der Augenlinse – tritt mit zunehmendem Alter häufiger auf. Hier sprechen die Zahlen für sich: Allein in Deutschland werden jährlich rund 400 000 Kataraktoperationen durchgeführt. Weltweit schätzt man, dass etwa 16 Millionen Menschen am grauen Star erblindet sind! Auch der grüne Star (Glaukom), von dem ebenfalls etwa eine Million Bundesbürger betroffen ist, kann – wenn er nicht rechtzeitig erkannt und behandelt wird – zum völligen Verlust des Augenlichtes führen.

ALTERSBEDINGTE MAKULADEGENERATION – WENN DER »GELBE FLECK« VERSCHWINDET

Plötzlich hat der Laternenpfahl einen Knick, gerade Linien sehen krumm oder verzerrt aus oder die Buchstaben verschwimmen beim Lesen. So kann sich diese Augenerkrankung zeigen. Etwa jeder vierte 65- bis 79-Jährige und etwa 40 Prozent aller über 80-Jährigen sind betroffen. Wie kommt es zu dieser Sehbeeinträchtigung?

Die Makula lutea (auch »gelber Fleck« genannt) sitzt im Zentrum der Augennetzhaut und ist die Stelle des schärfsten Sehens. Genau dieser Netzhautbereich ist es, der die Dinge, die wir mit den Augen fixieren, gestochen scharf werden lässt und es uns ermöglicht, Bilder zu betrachten, Gesichter zu erkennen und Bücher zu lesen. Die Makula enthält die meisten Zapfen, empfindliche Sinneszellen, die für das Farbensehen zuständig sind und hier dicht gepackt stehen. In der restlichen Netzhaut herrschen andere Sinneszellen – die Stäbchen – vor, die zwar eher unscharfe Schwarz-Weiß-Bilder liefern, aber z. B. auch im Dämmerlicht aktiv sind und uns dort eine Orientierung ermöglichen. Die Makula-Sinneszellen haben dann ihre Aktivität aus Mangel an Licht längst eingestellt.

Das Auge ist ständig Umwelteinflüssen (z. B. Sonne) ausgesetzt und mit zunehmendem Alter zeigen sich auch bei den empfindlichen Sinneszellen Verschleißerscheinungen. Gerade in der hoch empfindlichen Makularegion bilden sich »Müllhalden« aus Abfallprodukten, die aus der Nährstoffversorgung der Sinneszellen stammen. Das stört wiederum die empfindlichen Sinneszellen der Makula – sie quittieren ihren Dienst und sterben ab. Dieser Prozess (»trockene« altersbedingte Makuladegeneration) schreitet langsam voran und mündet in eine Sehverschlechterung. Der »gelbe Fleck« verschwindet allmählich und mit ihm auch das scharfe Sehen. Die Betroffenen können zwar noch erkennen, was um sie herum passiert, aber tun sich schwer beim Erkennen von Buchstaben oder Gesichtern.

Ablagerungen und Abfallstoffe werden im Körper normalerweise über die Blutgefäße abtransportiert. Unglückseligerweise befinden sich in der Makula keine Gefäße und somit ist diese Möglichkeit der Müllentsorgung auch nicht gegeben. Ein vermutlich letztes »Aufbäumen« der Makula besteht daher darin, neue Blutgefäße sprießen zu lassen (»feuchte« altersbedingte Makuladegeneration). Diese neu gebildeten Äderchen sind spröde und undicht, was zum Austreten von Blut aus diesen Gefäßen führt – die Makula quillt auf. Damit verschlechtert sich die Situation dramatisch. An den betroffenen Stellen kann sich die Netzhaut ablösen und das Absterben der Sehzellen wird beschleunigt.

Diese aggressive, aber glücklicherweise eher seltene Form der altersbedingten Makuladegeneration zeigt sich dann in krummen Linien, verzerrten Bildern, schwächer werdenden Farben und/oder einem »fleckigen« Gesichtsfeld. Die Betroffenen erblinden nicht völlig, sondern behalten ihre Orientierungsfähigkeit bei, da die Sinneszellen außerhalb der Makula von den negativen Veränderungen verschont bleiben.

Da die altersbedingte Makuladegeneration völlig ohne Schmerzen verläuft, ist – gerade für ältere Menschen – eine regelmäßige Kontrolle des Sehvermögens beim Augenarzt ratsam.

FREIE RADIKALE SCHÄDIGEN DIE NETZHAUT

Zu viel Sonne schadet der Haut – das ist bekannt. Mit der Bräunung versucht sich die Haut gegen die UV-Strahlen zu schützen. Diese Möglichkeit der Anpassung haben die Augen nicht. Sie sind gnadenlos der Umwelt

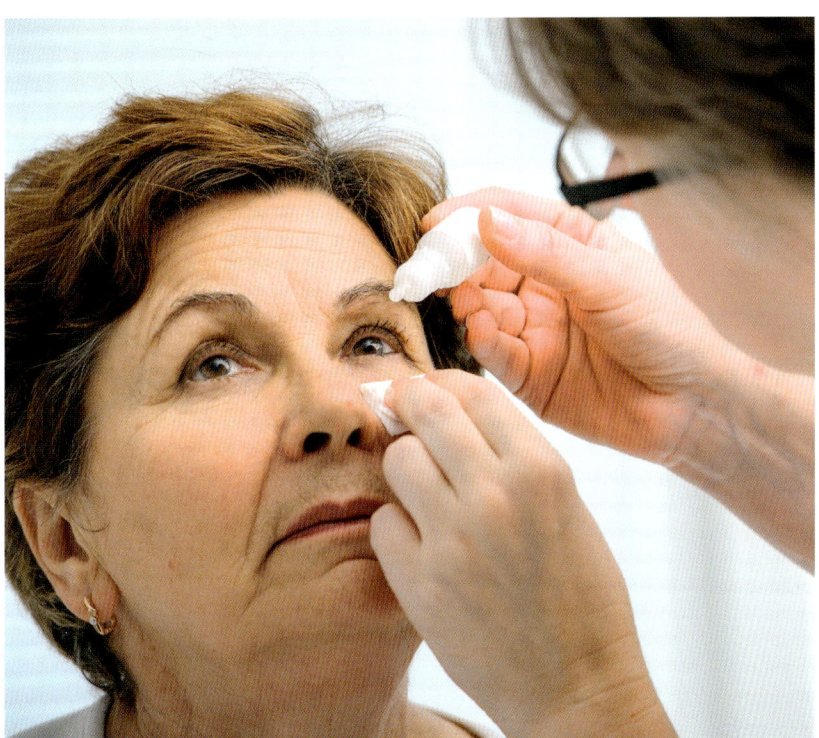

UV-Licht und die dadurch erzeugten freien Radikale können die Augen schädigen.

ausgesetzt. Die exzessive Sonnenexposition wird für etwa zwei Millionen Fälle von Erblindungen durch den grauen Star verantwortlich gemacht. Sonne, Sommersmog und Ozon wirken sich schädlich auf die empfindlichen Sehzellen aus. Beim Auftreffen der UV-Strahlung und der Luftschadstoffe auf die Augenlinsen wird eine Flut an freien Radikalen freigesetzt. Die reaktionsfreudigen kleinen Teilchen fallen u. a. über die oxidationsempfindlichen Zapfen der Makula her und beginnen dort mit ihrer Zerstörungswut – die Sehzellen sind zum Tode verurteilt. Der oxidative Stress mit seiner schädlichen Wirkung verstärkt sich, wenn Sonne und Ozon gleichzeitig auf das Auge einwirken.

Dass das Licht bzw. Farbpigmente für die Entstehung der Erkrankung eine

Rolle spielen, wird auch dadurch deutlich, dass Menschen mit hellen Augen häufiger unter der Krankheit zu leiden haben als dunkeläugige. Ebenso taucht dieser Sehzellenschwund bei Farbigen seltener auf als bei weißhäutigen Menschen.

Als weitere Ursachen für die altersbedingte Makuladegeneration werden eine erblich bedingte Veranlagung, erhöhte Cholesterinwerte und das Rauchen angesehen. Personen mit Gefäßerkrankungen haben ein vierfach erhöhtes, Raucher sogar ein sechsfach erhöhtes Risiko für diese Augenerkrankung.

SCHARFE SICHT BIS INS HOHE ALTER MIT ANTIOXIDANTIEN

Der »gelbe« Fleck hat seinen Namen tatsächlich von seiner Farbe. Am Ort des schärfsten Sehens befinden sich nämlich gelb gefärbte Carotinoide, die sich, sozusagen wie ein Bollwerk, schützend über die empfindlichen Zapfen »werfen« und freie Radikale bekämpfen. Hier ist vor allem das Lutein und das Zeaxanthin zu nennen, die den aggressiven Winzlingen den Garaus machen.

Wer sich also carotinoidreich ernährt, der »füttert« quasi ständig den »gelben« Fleck mit diesen Antioxidantien. Die *tägliche* Zufuhr von etwa 5 Milligramm Lutein (entsprechend z. B. 100 Gramm Spinat) verringert das AMD-Risiko um bis zu 50 Prozent!

WAS ICH IHNEN RATE

Im Sommer ist die Beerenzeit – verzehren Sie Beeren täglich, so lange sie erhältlich sind, und »tanken« Sie damit reichlich augenschützende Antioxidantien.

Zur Aufklärung eines möglichen Zusammenhangs zwischen der AMD und den Antioxidantien wurden zahlreiche Studien durchgeführt. In der AREDS-Studie (= Age Related Eye Disease Study) konnte man bei etwa 3600 AMD-Patienten zeigen, dass die Einnahme von Vitamin C (500 mg/

108

Tag), E (400 IU/Tag), β-Carotin (15 mg/Tag) und Zink (80 mg/Tag) das Fortschreiten der Erkrankung aufhalten kann. Dieses Ergebnis ist besonders vor dem Hintergrund, dass gegen die häufiger auftretende »trockene« Verlaufsform keine Therapie in Sicht ist, von großem Interesse.

TRÜBE AUGENLINSE ODER TUNNELBLICK – GRAUER ODER GRÜNER STAR

Schwimmende Bilder, erhöhte Lichtempfindlichkeit oder Verschlechterung des Kontrastsehens können auf den grauen Star (= Katarakt) hinweisen. Die Ursache ist hier eine Trübung der Augenlinse, die sich mit zunehmendem Alter vermehrt einstellen kann und das Sehvermögen beeinträchtigt. Menschen mit Stoffwechselerkrankungen (z. B. Diabetes mellitus) oder Personen, die über Jahre hinweg Cortison eingenommen haben, tragen ein erhöhtes Risiko für den grauen Star.

Auch bei dieser Augenerkrankung spielen freie Radikale, die durch das Sonnenlicht gebildet werden, vermutlich eine Rolle. Die Augenlinse ist – an vorderster Front – den UV-Strahlen ausgesetzt. Die zerstörerischen Teilchen nehmen sich in diesem Fall die Eiweiße der Augenlinse vor und »oxidieren« diese. Der Angriff gilt schließlich u. a. auch den dort vorkommenden eiweißhaltigen Enzymen. Diese werden geschädigt und können ihre Aufgaben nicht mehr erfüllen. So können sie beispielsweise auch Stoffe, die sich auf der Linse im Laufe der Zeit ansammeln, nicht mehr abbauen – die Linse trübt sich. Menschen, die berufsbedingt (z. B. Bauarbeiter) oder aus privaten Gründen (z. B. Freizeitsportler) oft der Sonne ausgesetzt sind, sind besonders gefährdet.

Der grüne Star hat mit dem grauen Star lediglich den ähnlichen Namen gemeinsam. Die Ursache für diese Augenerkrankung ist hier ein erhöhter Augeninnendruck. Im Inneren des Auges wird ständig Flüssigkeit gebildet, die normalerweise aus dem Auge in die Blutgefäße abgeleitet wird. Ist dieser Abfluss verstopft, erhöht sich der Druck im Augeninneren. Schließlich wird durch die Steigerung des Drucks der Sehnerv geschädigt und stirbt ab. Das Gesichtsfeld schränkt sich immer mehr ein (»Tunnelblick«) – die Erblindung droht.

109

Altersbedingte Veränderungen der Augen sind völlig normal. Aber mit Obst und Gemüse kann man diese mindern oder verzögern.

Die schleichende Einengung des Gesichtsfeldes kann durch Rauchen, Diabetes mellitus, Bluthochdruck und langjährige Cortisoneinnahme begünstigt werden. Werden »Bildausfälle« von den Betroffenen bemerkt, ist ein großer Teil des Sehnervs bereits hoffnungslos verloren. Eine regelmäßige Messung des Augeninnendrucks ist bei Menschen ab dem 40. Lebensjahr ratsam.

MIT OBST UND GEMÜSE DIE AUGEN GESUND HALTEN

Obst und Gemüse sind reich an antioxidativ wirksamen bioaktiven Pflanzeninhaltsstoffen, welche die Augen vor den altersbedingten Veränderungen schützen können. In einer Untersuchung, bei der knapp 480 Frauen im Alter von 52 bis 73 Jahren untersucht wurden, zeigte sich, dass jene Personen, die täglich knapp 4 Portionen Früchte zu sich nahmen, ein um fast die Hälfte vermindertes Risiko für die Entwicklung einer Linsentrübung hatten als jene, die nur 1,3 Portionen am Tag verzehrten. Auch für Männer scheint die Pflanzenkost eine gesund erhaltende Wirkung zu entfalten: In einer großen Studie ergab sich für Männer, die grünes Gemüse (Brokkoli, Spinat) verzehrten, ein um knapp ein Drittel vermindertes Risiko, an Katarakt zu erkranken. Auch der Entwicklung des grünen Stars kann mit dem Grünfutter entgegengewirkt werden, wobei vor allem der bevorzugte Verzehr von Karotten eine Senkung des Risikos um mehr als 60 Prozent ergab.

AUGENFREUNDLICHE VITAMINE SORGEN FÜR EINEN KLAREN BLICK

Antioxidativ wirksame Vitamine schützen die Augenlinse vor der aggressiven Zerstörungswut der freien Radikale. Die Natur weiß das – deshalb ist beispielsweise das Vitamin C in der Augenlinse in einer etwa 20-mal höheren Konzentration vorhanden als im Plasma.

In einer Untersuchung mit knapp 250 Frauen zeigte sich, dass diejenigen, die mindestens zehn Jahre lang Vitamin C – zusätzlich zur Nahrung – eingenommen hatten, um 77 Prozent weniger Linsentrübungen hatten als diejenigen, die sich den Vitamin-C-Stoß nicht verpasst hatten.

Auch Vitamin E ist in der Augenlinse zu finden und verrichtet dort seinen Job als Radikaljäger. Hohe Vitamin-E-Blutspiegel vermindern das Risiko für den grauen Star um bis zu 50 Prozent.

In der groß angelegten »Beaver Dam Eye Study«, die mit über 3000 Personen durchgeführt wurde, senkte die fünfjährige Einnahme von Multivitaminen und Vitaminkombinationen, die Vitamin C und Vitamin E enthielten, das Kataraktrisiko um 60 Prozent!

111

Tabelle 14: Augenfreundliche bioaktive Pflanzenstoffe in der Vorbeugung von Augenerkrankungen

Vitamin	Vorbeugung vor
Carotinoide (Lutein, Zeaxanthin), Polyphenole	Altersbedingte Makuladegeneration
Polyphenole, Vitamin C, Vitamin E	Grauer Star
Polyphenole, Vitamin C, Vitamin E	Diabetesabhängige Sehstörungen

Die Haut – alternder Schutzschild unseres Körpers

WUSSTEN SIE, DASS

- Probleme mit Haut, Haaren und Nägeln erste Anzeichen eines Vitamin- oder Mineralstoffmangels sein können?
- Männer deswegen keine Cellulite (Orangenhaut) bekommen, weil ihr Bindegewebe stärker vernetzt ist?
- der Mensch täglich ca. ein Gramm, im Verlauf seines Lebens also insgesamt bis zu 20 Kilogramm Hautschuppen verliert?
- die Haut auch ein wichtiges Immunorgan ist?
- Glas (z.B. im Auto oder Wintergarten) noch bis zu 70 Prozent der hautschädlichen UV-A-Strahlen durchlässt?

SCHÖNHEITSOPERATIONEN HABEN HOCHKONJUNKTUR

Es gibt wohl kein Organ, welches die Zeichen der Alterung so sehr sichtbar werden lässt wie unsere Haut. Pigmentflecken, Falten- und Furchenbildung lassen uns alt aussehen. Im Zeitalter des Antiagings und der Wellness stellt die Hautpflege und der Hautschutz daher ein ganz besonderes Anliegen dar. Schließlich sorgt gutes Aussehen für ein gutes Selbstwertgefühl und ein »Sich-Wohlfühlen« in der eigenen Haut.

Zeigt die Haut Alterungserscheinungen, gibt es inzwischen zahlreiche Möglichkeiten, diesen mit Bakteriengiften, dem Laser oder dem Skalpell zu Leibe zu rücken. Lifting, Fett absaugen und verschönernde Korrekturen haben Hochkonjunktur: Etwa 360 000 Deutsche legen sich jährlich unters Messer – jeder Fünfte davon ist ein Mann. Jedoch sind solche Eingriffe nicht ungefährlich und die Suche und Beispiele eines kompetenten Operateurs ist für den Erfolg maßgebend. Interessant und beruhigend zugleich ist in diesem Zusammenhang allerdings, dass etwa jeder dritte Bundesbürger – so eine Umfrage mit knapp 2500 Personen – ohne Schönheitsoperation, nämlich natürlich altern möchte.

Was Sie für eine gesunde und schöne Haut tun können, ohne dass Sie den Chirurgen in Anspruch nehmen müssen, erfahren Sie im folgenden Kapitel.

DIE »ÄUSSERE« HÜLLE HAT VIELE AUFGABEN

Im Wesentlichen besteht die Haut aus drei mehrschichtigen Bereichen: der Oberhaut mit der Hornschicht, der Lederhaut mit dem Bindegewebe und dem darunter liegenden ebenfalls bindegewebshaltigen Unterhautfettgewebe. Diese verschiedenen Hautschichten bieten dem Körper einen Schutz vor Kälte, Hitze, Strahlung, Umweltgiften und krank machenden Keimen. Mithilfe der Haut spüren wir aber auch, ob es kalt oder warm ist, und nehmen Druck und Schmerzen wahr. Die äußere Hülle unseres Körpers hilft dem Körper außerdem, »Abfallstoffe« und Schweiß nach außen abzugeben. Mithilfe des Lichtes bildet sich in der Haut das für die Knochen so wichtige Vitamin D. Schließlich befinden sich in der Haut auch wichtige Abwehrzellen und so bildet die »äußere« Hülle insgesamt ein Bollwerk gegen schädliche Einflüsse auf unseren Körper.

Die Haut unterliegt einer permanenten Erneuerung: Ständig werden durch die Oberhaut Hautschüppchen nach außen abgegeben und dafür neue Hautzellen gebildet. Klar, dass diese »Häutung« mit den Unmengen an neu zu bildenden Zellen eine große Portion Nährstoffe verschleißt und die Ernährung somit einen wichtigen Beitrag zu unserem Aussehen leistet.

MIT DEM ALTER ÄNDERT SICH DIE HAUTZUSAMMENSETZUNG

Solange wir jung sind, ist die Haut straff, makellos und rosig. Sie ist gut durchblutet und wird durch diesen kontinuierlichen Blutstrom auch gut mit Nährstoffen versorgt. Entstehende Abfallstoffe werden mit dem Blutfluss optimal wegtransportiert. Das Bindegewebe ist elastisch und der Stoffwechsel in den vielen Hautzellen läuft optimal.

Mit zunehmendem Alter büßen wir von diesen Hautqualitäten allerdings einiges ein: Das Blut kommt, durch Ablagerungen in den Gefäßen bedingt, nicht mehr so gut in die entlegeneren Organe – die Durchblutung der Haut nimmt ab. Auch die Hauterneuerung wird gedrosselt. In der Ober-

113

haut werden zwar bis ins hohe Alter ständig neue Zellen gebildet, allerdings ist die Lebensdauer dieser Zellen kürzer: Sie sterben früher ab. Gleichzeitig verliert die Haut aber Zellen durch Abschuppung und schließlich sind die Verluste insgesamt höher als der »Nachschub«: Die Haut wird dünner. In der äußeren Hautschicht – der Hornschicht – nimmt das Wasserbindungsvermögen ab, sie wird trocken und spröde. Der Stoffwechsel in den Hautzellen verlangsamt sich und die Hautoberfläche wird schlechter mit Fetten beliefert. Schließlich werden auch die Schweiß- und Talgdrüsen »müde« und die Barrierefunktion des Schutzmantels lässt insgesamt nach. Damit haben Umwelteinflüsse ein noch leichteres Spiel: Sie können nun der Haut so richtig zusetzen – ohne dass diese sich noch gut wehren kann.

Doch damit noch nicht genug. Auch das Bindegewebe macht schlapp: Es wird zunehmend unelastisch und verliert seine Fähigkeit, sich mit Wasser aufzupolstern. Die Haut büßt ihre Spannkraft ein und fängt an zu »welken«.

114

DER »BLAUE DUNST« LÄSST DIE HAUT VORZEITIG ALT AUSSEHEN

Der natürliche Alterungsprozess kann durch einen hautunfreundlichen Lebensstil frühzeitig eingeleitet bzw. zusätzlich verstärkt werden.

Zu den stärksten Hautfeinden zählt zweifelsohne der Zigarettenrauch. Rauchen verschlechtert die Durchblutung und behindert damit den Sauerstoff- und Nährstofftransport und die Abfallstoffbeseitigung. Außerdem ist die Raucherhaut um 20 bis 40 Prozent dünner als die Haut eines Nichtrauchers, damit verliert sie schneller an Geschmeidigkeit und neigt zur frühzeitigen Faltenbildung.

Mittlerweile ist auch bekannt, dass der »blaue Dunst« das Kollagen (Gerüsteiweiß) im Bindegewebe angreift. Dieses verliert durch die Zigaretteninhaltsstoffe seine hautstraffenden Fähigkeiten. Der negative Effekt wird durch einen Mangel an Vitamin C, der bei Rauchern sehr häufig vorkommt, zusätzlich noch verschärft. Denn Vitamin C hält die kollagenen Fasern im Bindegewebe zusammen und ist damit für die Hautbeschaffenheit ganz wesentlich von Bedeutung.

SCHLAFMANGEL UND STRESS SORGEN FÜR »KNITTERFALTEN«

Nachtschwärmer tun ihrer Haut nichts Gutes – im Schlaf regeneriert sich die Haut. Wer die Nacht zum Tag macht, riskiert eine Verschlechterung der Hautregeneration und wird mit »Augenringen« belohnt. Übernächtigte Gestalten sehen blass und fahl aus.

Ebenso setzen Stress und Belastungen der Haut zu. Nicht umsonst zeichnen sich Lebensfreude oder negative Erlebnisse als Lach- oder Sorgenfalten im Gesicht ab. Bei Stress werden von der Niere Stresshormone ausgeschüttet, welche die Hautalterung beschleunigen. Die Hautdurchblutung verschlechtert sich und die in der Haut angesiedelten Abwehrzellen werden beeinträchtigt. Damit ist die »äußere Hülle« nicht mehr gut gegen Angreifer und Umweltschadstoffe gewappnet.

Wer seine Haut jung erhalten möchte, der tut gut daran, ausreichend zu schlafen und Stress über regelmäßige Bewegung oder Entspannungstechniken (z. B. Yoga) abzubauen.

DIE HAUT VERGISST NICHTS

Es gibt wohl keinen größeren Hautfeind als die Sonne. Sie entscheidet letztlich über glatte oder runzlige Haut. Wer sich regelmäßig sonnt oder das Solarium aufsucht, schadet seiner Haut in mehrfacher Hinsicht.

Unser Sonnenlicht ist aus sichtbarem Licht, infraroten Wärmestrahlen und den UV-A- und UV-B-Strahlen zusammengesetzt. Die langwelligen UV-A-Strahlen dringen tief in die Haut ein und verringern dort die Fähigkeit zur Wasserbindung. Dadurch wird das Gewebe schlechter mit Feuchtigkeit versorgt, verliert an Elastizität und altert schneller – ein Vorgang, den man als »Fotoaging« bezeichnet.

Die kurzwelligen UV-B-Strahlen schädigen das Erbgut in den Hautzellen und sind für die Entstehung von Sonnenbrand und Hautkrebs verantwortlich. Möglicherweise sind allerdings auch UV-A-Strahlen an diesem Prozess beteiligt. UV-B-Strahlen setzen außerdem die Abwehrzellen in der Haut schachmatt und legen damit teilweise das Immunsystem lahm. Daher können sich beispielsweise schlafende Herpesviren im Sonnenurlaub stark machen und die gefürchteten Herpesbläschen an den Lippen hervorrufen.

WAS ICH IHNEN RATE

Sonne tut gut, aber übertreiben Sie es nicht. Bereits eine Rötung kann eine Schädigung der Haut bedeuten, da muss es nicht erst zum massiven Sonnenbrand kommen.

Sonnentourismus und Outdoor-Aktivitäten lassen die Hautkrebsraten nach oben schnellen: Von allen Krebsarten haben bösartige Tumoren der Haut die größten Zuwachsraten. Dabei verschiebt sich die Altersgrenze immer weiter nach unten – die meisten Fälle treten zwischen dem 30. und dem 50. Lebensjahr auf. Bösartige Melanome (schwarzer Hautkrebs) sind sogar schon bei den Zwanzigjährigen zu beobachten.

Besonders gefährdet sind hellhäutige Menschen, die den schützenden braunen Farbstoff (Melanin) nur in unzureichendem Maß bilden können und schnell zu Rötungen und Sonnenbränden neigen. Wer als Kind vielfach eine verbrannte Haut hatte, trägt ebenfalls ein erhöhtes Risiko für den gefährlichen schwarzen Hautkrebs.

FREIE RADIKALE BOMBARDIEREN DIE HAUT

Hautrötungen, Sonnenbrände und Hautkrebs kommen nicht von ungefähr. Die Haut bezahlt das Sonnenbad mit einem hohen Preis: Treffen die Sonnenstrahlen auf die Haut, so entstehen in den verschiedenen Hautschichten die gefürchteten aggressiven freien Radikale. Auch Luftschadstoffe (z. B. Autoabgase) bescheren uns diese winzigen kleinen Teilchen. Diese stürzen sich auf die in der Haut vorhandenen Eiweiße des Bindegewebes und auf die Fette. Die Winzlinge attackieren aber auch die empfindlichen Kommandozentralen in den Hautzellen: die Zellkerne. Haben diese erst einmal nichts mehr zu melden, hat die geschädigte Zelle »Narrenfreiheit« – sie gerät außer Kontrolle und kann sich ungehindert vermehren. Der Anfang zur Krebsgeschwulst wäre somit gemacht.

Bei Rötungen, Entzündungen und Sonnenbränden haben die freien Radikale bereits erfolgreich ihre »Finger im Spiel« gehabt und die Hautzellen in einem weniger oder größeren Ausmaß geschädigt. An der Hautalterung sind die aggressiven Winzlinge ebenfalls in einem hohen Maß mit beteiligt.

Eine gute Hautpflege sollte daher effiziente Radikalfänger enthalten. Seit Kurzem ist in den Apotheken ein äußerlich anzuwendendes Produkt (Physiogel A.I.Creme und Bodylotion, Stiefel Laboratorium, Offenbach) auf dem Markt, das einen hoch effizienten Radikalfänger enthält. Der hauteigene Wirkstoffkomplex ENA (= essenzielle N-Acylethanolamine) wirkt als Antioxidans und schützt die Hautzellen vor der Schädigung durch freie Radikale. Rötungen, Juckreiz und der vorzeitigen Hautalterung wird hierdurch vorgebeugt. Auf bereits gerötete Haut (z. B. nach Sonnenbrand) hat diese Creme bzw. Bodylotion eine beruhigende und normalisierende Wirkung. Interessant an diesem Produkt ist auch, dass es völlig ohne Emulgatoren, Parfümstoffe, Farbstoffe und Konservierungsmittel auskommt, denn solche Zusatzstoffe können die Haut zusätzlich reizen. Damit kann dieses Produkt auch bei empfindlicher, zu Allergien oder Neurodermitis neigender Haut angewendet werden.

117

SONNENSCHUTZ IST VON AUSSEN UND INNEN WICHTIG

Sonnenanbeter und Freizeitsportler sollten sich nie ungeschützt der Sonne aussetzen. Die diversen Sonnencremes, -gels und -sprays enthalten Lichtschutzfaktoren, welche die Haut bis zu einem gewissen Grad vor Sonnenschäden schützen. Der Lichtschutzfaktor gibt an, wievielmal länger man mithilfe des Sonnenschutzmittels in der Sonne bleiben kann, ohne einen Sonnenbrand zu riskieren. Das hängt natürlich auch vom jeweiligen Hauttyp ab. Ein Beispiel: Wenn Sie normalerweise (ohne Creme) 15 Minuten in der Sonne bleiben können, ohne dass Sie sich einen Sonnenbrand einhandeln, dann erhöht ein Lichtschutzfaktor von 10 die maximale »Grillzeit« auf 150 Minuten.

Allerdings ist neben dem äußeren Schutz auch der innere Schutz wichtig. Antioxidativ wirksame Vitamine und bioaktive Pflanzeninhaltsstoffe sind die inneren Sonnenschutzschirmchen, die vor der zerstörerischen Wirkung der freien Radikale schützen. Besonders die Carotinoide sind hier als effi-

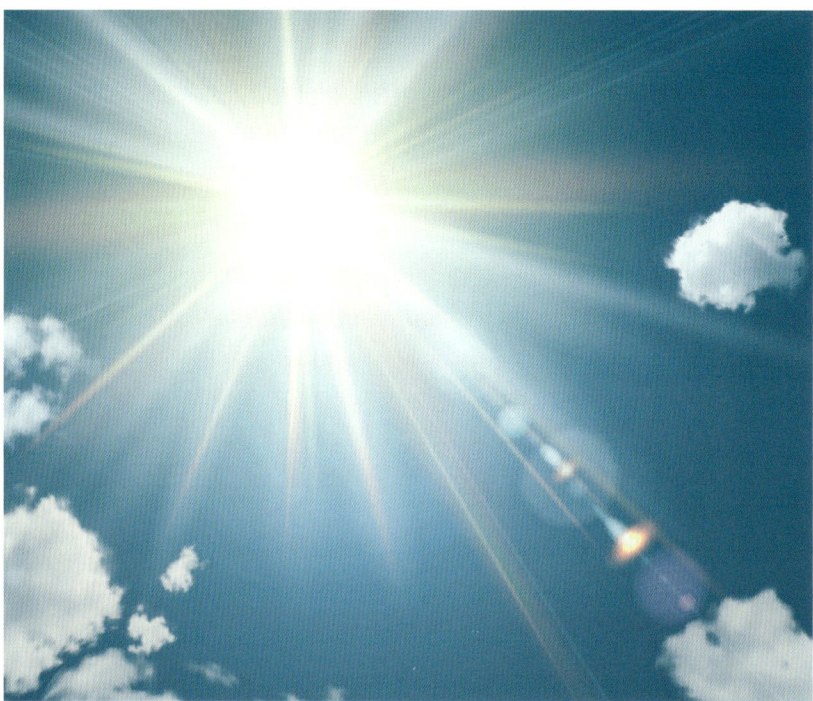

*Sonnenlicht ist wichtig für uns – aber man sollte es nicht übertreiben.
Ausgedehnte Sonnenbäder richten eher Schaden an.*

zienter Bodyguard im Gespräch. In einer vergleichenden Studie traten bei den Personen, die carotinoidhaltige Kapseln einnahmen, deutlich weniger Sonnenbrände auf als bei den Studienteilnehmern, die keine zusätzlichen Carotinoide einnahmen. Auch die Polyphenole aus Obst, Gemüse und Gewürzpflanzen können sich schützend auf die Hautzellen auswirken, vor allen Dingen dann, wenn sie mit Vitamin C kombiniert sind, denn dann kommt es zusätzlich zu einer Wirkungsverstärkung – beide sind im Team stärker wirksam als in der Summe der Einzelwirkungen. Polyphenole haben zudem den Vorteil, dass sie zusätzlich entzündungshemmend wirken. Vitamin C regt die Neubildung von Hautzellen und Kollagen an. Zudem wirkt dieser Schutzstoff der UV-verursachten Schwächung der körpereigenen Abwehr entgegen und sorgt für ein intaktes Immunsystem – trotz Sonne.

Besonders empfehlenswert ist die Cell IQ® Age Protect Serie (www.binella.de, Parico Cosmetics GmbH). Dieses einzigartige Konzept verbindet die Erkenntnisse aus der orthomolekularen Medizin mit der ganzheitlichen Kosmetik. Im Mittelpunkt stehen Mikronährstoffe wie Vitamine, Mineralstoffe und Spurenelemente, die nicht nur antioxidativ wirken, sondern auch weitere positive Effekte haben. Zu diesen zählen z. B. die Aktivierung des Zellaufbaus, die Unterstützung der hauteigenen Reparaturmechanismen, die Verfeinerung des Hautbildes und eine entzündungshemmende Wirkung. Auch Altersflecken wird durch diese Produkte entgegengewirkt.

119

ANTIOXIDANTIEN UND ERNÄHRUNG – BRAUCHEN WIR PILLEN?

WUSSTEN SIE, DASS

- die offiziellen täglichen Zufuhrempfehlungen für Vitamine und Mineralstoffe bei mehr als drei Viertel der Bevölkerung nicht ausreichen?
- unsere Vorfahren beispielsweise mehr als siebenmal so viel Vitamin C pro Tag aufgenommen haben wie wir?
- beim Ausmahlen von Getreide (»Weißmehlherstellung«) 95 Prozent aller Mineralstoffe verloren gehen?
- Vitamine – selbst höher dosiert – hinsichtlich möglicher Nebenwirkungen sicherer sind als viele Medikamente?
- die Qualität verschiedener Nahrungsergänzungsmittel erheblich variieren kann?

Wissenslücken in den »täglichen Zufuhrempfehlungen«

In Deutschland werden die täglichen Zufuhrempfehlungen von der Deutschen Gesellschaft für Ernährung (DGE) ausgesprochen. Diese Angaben beziehen sich ausschließlich auf die Verhütung eines Mangels. Wer somit beispielsweise die empfohlenen 100 Milligramm Vitamin C täglich aufnimmt, wird nicht an der typischen Vitamin-C-Mangelkrankheit Skorbut erkranken. Er wird aber möglicherweise auch keinen ausreichenden Schutz vor den freien Radikalen und altersbedingten Zivilisationserkrankungen haben. Die Zellen sind jedenfalls erst ab dem doppelten Wert – 200 Milligramm Vitamin C pro Tag – gut mit dem Radikalfänger gesättigt, das haben Studien gezeigt.

Zu einigen antioxidativen Schutzstoffen wird der tägliche Bedarf einfach nur geschätzt – ein Zugeständnis an die Unwissenheit. So wird beispielsweise beim β-Carotin von einem geschätzten Tagesbedarf von 2 bis 4 Milligramm ausgegangen. Die durchschnittliche Zufuhr der Bundesbürger liegt unter 2 Milligramm β-Carotin pro Tag.

Was die bioaktiven Pflanzenstoffe (z. B. Bioflavonoide, Glucosinolate aus Kohl etc.) anbelangt, so werden hier von offizieller Seite überhaupt keine Angaben gemacht. Die Referenzwerte zur Nährstoffzufuhr beziehen sich – neben den Empfehlungen zur Kohlenhydrat-, Fett- und Eiweißzufuhr – ausschließlich auf Vitamine, Mineralstoffe und Spurenelemente – die bioaktiven Pflanzenstoffe und ihre vielfach vitaminverstärkende Wirkung blieb bislang unberücksichtigt.

Daher hält man allgemein an der Empfehlung fest, täglich mindestens fünf Portionen Obst und Gemüse zu verzehren.

WAS ICH IHNEN RATE

121

Nicht jeder hat die gleichen Lebensstilbedingungen – die allgemeinen Zufuhrempfehlungen können nicht für alle gleichermaßen gelten. Individuelle Faktoren (z. B. Rauchen, UV-Belastung, Sport, Medikamente etc.) sollten mitberücksichtigt werden.

Möchten Sie pauschal beurteilt werden?

Die angesprochenen Referenzwerte beziehen sich ganz allgemein auf die Vermeidung eines Vitamin- bzw. Mineralstoff- und Spurenelementmangels. Dabei wird von einer rein statistischen und experimentell ermittelten »Normalverteilung« ausgegangen. Das bedeutet, dass »die dem durchschnittlichen Wert der Gruppe entsprechende Zufuhr an Nährstoffen von 50 Prozent aller untersuchten Personen gedeckt wird, während der Bedarf der restlichen 50 Prozent der Gruppe nicht erreicht wird«! (Zitat aus einer offiziellen DGE-Empfehlung)

Tabelle 15: Was den Vitalstoffbedarf in die Höhe treibt (Beispiele)
Alterungsprozess
Alkohol
Fehlernährung
Krankheiten
Rauchen
Schwangerschaft, Stillzeit
Sport
Stress
Umweltgifte
UV-Belastung
Wachstum, Entwicklung

Unberücksichtigt bleibt bei diesen Nährstoffempfehlungen die individuelle Situation des Einzelnen. So ist in den Veröffentlichungen der DGE auch zu lesen, dass die Empfehlungen nicht für Kranke oder Menschen, die gerade eine Krankheit überstanden haben (Rekonvaleszente), gelten können.

Ebenso sind persönliche Belastungen wie Stress, Rauchen, Alkoholkonsum oder Menschen, die Medikamente einnehmen, von diesen Empfehlungen auszunehmen. Kurzum: Diese Zufuhrempfehlungen sind, wenn man die Ausschlusskriterien betrachtet, für einen Großteil der erwachsenen Bundesbürger in dieser Form nicht relevant. Dies trifft ganz besonders auf ältere Menschen zu, die häufig mehrere Erkrankungen aufweisen

(Multimorbidität) und in vielen Fällen auch mehrere Arzneimittel einnehmen (müssen).

Anzumerken wäre auch noch, dass die Verdauung mit zunehmendem Alter im Allgemeinen nachlässt – das ist gerade für die in geringen Mengen aufgenommenen Mikronährstoffe problematisch. Die einzig mögliche Konsequenz: Zufuhr erhöhen und den Bedarf damit sichern!

Vitalstoffschwund in der Küche

Rohkost ist eine feine Sache – für denjenigen, der sie gut verträgt. Man sollte versuchen einen Teil des täglich konsumierten »Grünfutters« roh zu sich zu nehmen, denn nur dann können wir zusätzliche Vitalstoffverluste, wie sie beispielsweise sogar bei schonender Erhitzung auftreten, vermeiden. Haben unsere frischen Lebensmittel die Lagerungs- und Transportprozedur erfolgreich überstanden, werden sie üblicherweise in der Küche verarbeitet. Zu den Lagerverlusten kommt der Schwund durch Putzen, Wässern und Kochen – und der kann beträchtlich sein.

Wird Fleisch gebraten, schwindet der Anteil an B-Vitaminen durch diesen Prozess um bis zu 60 Prozent. Bis das Gemüse – leicht gedämpft – auf dem Teller liegt, sind bis zu 75 Prozent der wertvollen Folsäure, anderer B-Vitamine und Vitamin C verschwunden. Ebenso ist das Grünfutter um etwa 40 Prozent ärmer an Magnesium, Zink und Kalzium als zuvor. Auch die bioaktiven Pflanzeninhaltsstoffe – wie z. B. die Polyphenole oder Glucosinolate – können Lagerung und Erhitzung gemindert werden.

Das Tiefkühlen von Lebensmitteln gilt als vitaminschonendes Konservierungsverfahren. Werden Vitamin-C-reiche Früchte wie Erdbeeren oder Aprikosen tiefgefroren, so büßen sie dennoch etwa bis zu 40 Prozent an Vitamin C ein.

Wohl der gravierendste Vitalstoffverlust tritt bei der »Weißmehlherstellung« auf: Bis zu 95 Prozent der Mineralstoffe und Spurenelemente werden mit der entfernten Getreidehülle entsorgt.

123

Tabelle 16: So gehen Vitalstoffe verloren (Beispiele)		
Lebensmittel	**Verarbeitung**	**Nährstoffverlust**
Fleisch	Braten, Grillen	Vitamine bis zu 60%
		Mineralstoffe bis zu 30%
Gemüse	Dünsten	Vitamine bis zu 75%
		Vitamin C und β-Carotin
		bis zu 40%
Obst	Tiefgefrieren	Vitamin C bis zu 40%
Reis	Kochen	B-Vitamine bis zu 50%
		Vitamin C bis zu 80%
Nudeln	Kochen	Vitamine bis zu 70%
		Mineralstoffe bis zu 40%
Pflanzenöle	Raffination	Vitamin E bis zu 70%
	Licht (keine lichtgeschützte Flasche)	Vitamin E bis zu 60%
Weißmehlherstellung		Mineralstoffe/ Spurenelemente bis zu 95%

Was das Gebiss mit Mikronährstoffen zu tun hat

Ältere Menschen ernähren sich aus den verschiedensten Gründen oft einseitig. Da macht bei alleinstehenden Personen das Essen in der Einsamkeit vielleicht keinen Spaß. Andere wiederum haben möglicherweise mit ihren Kauwerkzeugen Probleme und meiden daher rohes Gemüse, Salate, Obst und Vollwertbrot. So ist im jüngsten Ernährungsbericht der DGE zu lesen, dass etwa 30 Prozent der Senioren und ca. 20 bis 25 Prozent der Seniorinnen nur einmal in der Woche Gemüserohkost und Blattsalate verzehren. Etwa 70 bis 80 Prozent kommen auf eine einzige Portion Obst pro Tag und nur 15 Prozent der Männer und 27 Prozent der Frauen essen täglich zwei oder mehr Portionen Obst – damit sind gerade ältere Menschen weit von der Einhaltung der »Five a day«-Regelung entfernt.

Ein Großteil der älteren Personen leidet unter Verdauungsstörungen und/oder chronischen Erkrankungen, die den »Appetit« auf Mahlzeiten schwinden lassen. Einige sind immobil, können das Haus nicht mehr verlassen und sich somit auch nicht (mehr) mit frischen Lebensmitteln versorgen.

Das sind einschneidende Einflüsse auf die Versorgung mit Vitalstoffen, deren Aufnahme gerade bei älter werdenden Personen oft nicht ausreichend ist. Andererseits ist aber der Bedarf an schützenden Vitaminen, Mineralstoffen und Spurenelementen gerade im Alter erhöht. Vor allem die »Bodyguards« haben, bei schlechter werdenden Immunfunktionen und nachlassenden Organleistungen, alle Hände voll zu tun.

Als »kritisch« gilt bei älteren Menschen vor allem die Versorgung mit den Vitaminen C, D, E, B1, B6, B12, Folsäure und den Mineralstoffen bzw. Spurenelementen Magnesium, Kalzium, Eisen, Zink und Selen.

Problematisch ist die Versorgung der Schutzstoffe vor allem bei kranken Senioren. Dort ist es mit der Zufuhr an Vitalstoffen sehr schlecht bestellt. In der BEST-Studie (Bethanien-Ernährungsstudie), einer Querschnittsuntersuchung mit etwa 300 Senioren und Seniorinnen, die im Krankenhaus lagen, wurde Folgendes deutlich: Bei zwei Dritteln war mindestens einer

125

der fünf untersuchten Vitaminwerte im Defizit! Obgleich es derzeit noch keine großen Studien zur Versorgung älterer Menschen mit Bioaktivstoffen gibt, ist zu befürchten, dass auch diese wichtigen Schutzstoffe bei älteren Personen nicht in ausreichendem Maß zugeführt werden, denn auch hier fehlt es häufig an frischer Kost, die reich an den sekundären Pflanzeninhaltsstoffen ist.

Tabelle 17: Ursachen für Vitalstoffdefizite im Alter
Alkoholkonsum
Appetitlosigkeit
Armut
Chronische Erkrankungen
Einsamkeit
Erhöhter Bedarf
Fehlernährung
Krankheiten
Medikamente
Stimmungsschwankungen
Zahnprobleme

Die Vermeidung eines Mangels ist eine Sache – Krankheitsvorbeugung eine andere

In der heutigen Zeit der vermehrten Belastungen kann es bei den Vitalstoffen (Vitamine, Mineralstoffe, Spurenelemente, bioaktive Pflanzenstoffe) nicht mehr nur um Bedarfssicherung gehen – wir wollen unsere Gesundheit schützen und das Risiko für Erkrankungen reduzieren. Diesem Aspekt wird bei den offiziellen Zufuhrempfehlungen – wenn überhaupt – nur minimal Rechnung getragen.

Auch krankheitsbegleitende – therapeutische – Gaben von Mikronährstoffen unterscheiden sich deutlich von den Empfehlungen zur Mangelverhütung. Die Rede ist hier von der sogenannten »orthomolekularen Medizin«, die ihren Ursprung in den wissenschaftlichen Untersuchungen des zweifachen Nobelpreisträgers Linus Pauling hat. Dieser Zweig der Medizin befasst sich mit der optimalen Versorgung des Organismus mit Vitalstoffen wie den Vitaminen, Mineralstoffen/Spurenelementen, bioaktiven Pflanzeninhaltsstoffen, Amino- und Fettsäuren. Ziel der orthomolekularen Medizin ist es, durch die Zufuhr mit körpereigenen Stoffen (»ortho« = gleich; »Molekül« = Baustein) die Gesundheit und Vitalität bis ins hohe Alter zu erhalten, Krankheiten vorzubeugen bzw. auch begleitend zu behandeln. Dabei steht der Mensch als Ganzes im Vordergrund und nicht das einzelne erkrankte Organ.

127

NAHRUNGS-ERGÄNZUNGSMITTEL – EIN UNÜBERSCHAUBARER DSCHUNGEL?

....

- es bei der Qualität der verschiedenen Präparate große Unterschiede gibt?
- Antioxidantien aufeinander angewiesen sind und nicht einzeln angewendet werden sollten?
- man natürliche Antioxidantien (z. B. aus Obst und Gemüse bzw. entsprechenden Extrakten) im Verbund den synthetischen vorziehen sollte?

Vitalstoffe kann man inzwischen an jeder Ecke kaufen – Qualität ist wichtig

Mittlerweile ist ein unglaubliches Angebot an Nahrungsergänzungsmitteln auf dem Markt zu finden – Verbraucher und Therapeuten werden förmlich überhäuft mit Produkten und Bezugsquellen. Nicht nur in Apotheken, sondern längst auch in den Super- und Drogeriemärkten sowie im Internet kann man sich mit Kapseln oder Pillen versorgen. Jedoch sollten die Anwender kritisch sein und über Qualitätsmerkmale, die gute von weniger guten Produkten unterscheiden, gut Bescheid wissen. In den folgenden Abschnitten möchte ich Sie auf solche Kriterien hinweisen – denn nur wer sich auskennt, kann es vermeiden, an »Billigprodukte« zu geraten, deren Verwertbarkeit im Körper so gering ist, dass Sie die für gutes Geld erstandenen Stoffe beim nächsten Toilettengang unbenutzt wieder ausscheiden.

Achten Sie auf die Dosierung von Vitaminen!

In vielen Fällen dürften die von der DGE ausgesprochenen Zufuhrempfehlungen nicht ausreichend sein. Nun gilt für die (rechtliche) Zulassung von Nahrungsergänzungsmitteln in Deutschland, dass die Dosierung von Vitaminen pro Tablette/Kapsel die dreifache Menge der DGE-Zufuhrempfehlung nicht überschreiten darf.

Das möchte ich Ihnen gerne an einem Beispiel verdeutlichen: Für Vitamin E wird von der DGE die tägliche Aufnahme von 21 IE (männliche Erwachsene im Alter von 25 bis 51 Jahren) empfohlen. Damit dürfen die in Deutschland zugelassenen Nahrungsergänzungsmittel die Menge von 63 IE Vitamin E pro Kapsel oder Pille nicht überschreiten. Der Verbraucher soll mit dieser Regelung vor möglichen Nebenwirkungen bewahrt werden. Mit der Beschränkung der Dosierung in diesem Bereich ist er auf der sicheren Seite. Sicher ist er in diesem Fall allerdings auch vor der gefäßschützenden Wirkung durch Vitamin E – denn diese macht sich erst bei viel höheren Zufuhrmengen bemerkbar. So raten beispielsweise Forscher der renommierten Berkeley-Universität in Kalifornien zur täglichen Einnahme von mindestens 200 bis 400 IE Vitamin E. Selbst diese Dosierungen sind gut verträglich und Nebenwirkungen üblicherweise nicht zu befürchten. Allerdings ist hier die Abhängigkeit von anderen Antioxidantien zu beachten (lesen Sie auch ab Seite 50).

Wasserlösliche Vitamine (z.B. alle B-Vitamine, Vitamin C) könnten in einer Dosierung von teilweise bis zum 100-Fachen der DGE-Empfehlung aufgenommen werden, ohne dass mit einer gravierenden Nebenwirkung gerechnet werden muss. Beim fettlöslichen Vitamin E könnte die DGE-Empfehlung bis zum 50-Fachen überschritten werden, ohne dass sich gesundheitliche Probleme einstellen müssten. Lediglich bei den fettlöslichen Vitaminen A und D ist Vorsicht geboten: Die Vitamin-A-Empfehlung der DGE sollte nicht um mehr als das Dreifache, die des Vitamins D nicht um mehr als das Vierfache überschritten werden, da es ansonsten zu ernsten Nebenwirkungen (z.B. Leberschäden bei Vitamin-A-Überdosierung) kommen kann.

129

Tabelle 18: Wie sicher sind Überschreitungen der offiziellen Vitaminzufuhrempfehlungen?			
Vitamin	**DGE-Empfehlung**	**NOAEL***	Überschreitung um das **X-fache** möglich
Fettlösliche Vitamine:			
Vitamin A	1000 µg	3000 µg	3-fache
β-Carotin	2–4 mg	25	8-fache
Vitamin D	5 µg	20	4-fache
Vitamin E	14 mg	800	57-fache
Vitamin K	60 µg	30 000	500-fache
Wasserlösliche Vitamine:			
Vitamin B1	1,0 mg	50	50-fache
Vitamin B6	1,2 mg	200	165-fache
Vitamin B12	3,0 µg	3000	1000-fache
Biotin	30 µg	2500	80-fache
Folsäure	400 µg	1000	2-fache
Niacin	13 mg	1000	75-fache
Pantothensäure	6,0 mg	1000	165-fache

* NOAEL = No observed Adverse Effect Level (bis zu dieser Dosierung wurden keine Nebenwirkungen beobachtet)

Bioaktive Pflanzenstoffe gehören unbedingt dazu!

Im Bereich der Antioxidantien hat man in den vergangenen Jahrzehnten gelernt. Inzwischen weiß man, dass Alleingänge in eine Sackgasse führen können. Sind nicht gleichzeitig mehrere Antioxidantien zur gegenseitigen Regeneration vorhanden, besteht die Gefahr, dass der einsame Schutzstoff auf seinem Weg zum Abfangen der aggressiven freien Radikale selbst zum Angreifer wird. Gute Präparate zeichnen sich dadurch aus, dass eine möglichst breite Palette an natürlichen Antioxidantien (aus Obst-, Gemüseextrakten, Gewürzpflanzenextrakten) miteinander kombiniert wurden.

Viele Nahrungsergänzungsmittel bestehen nur aus Vitaminen, Mineralstoffen und Spurenelementen. Das Wichtigste fehlt: die bioaktiven Pflanzeninhaltsstoffe! Die bislang vorliegenden Untersuchungsergebnisse zu den Inhaltsstoffen von Obst und Gemüse sind viel versprechend. Die Pflanzenpower hat sich in verschiedenen Untersuchungen auf vielfältige Weise als günstig erwiesen: Diverse Pflanzeninhaltsstoffe stärken die Abwehr, wirken Bakterien und Viren entgegen, beeinflussen positiv das Gefäßsystem, wirken fett- und blutdrucksenkend, halten die Zellen in Schuss und wirken Zellentartungen (Krebs) entgegen. Damit sind die sekundären Pflanzeninhaltsstoffe für unsere Gesundheit noch viel interessanter als die Vitamine. Insofern ist die Kritik einiger offizieller Gremien, die sich mit Ernährungsempfehlungen beschäftigen, berechtigt: Vitamin-, Mineralstoff- und Spurenelementkombinationen alleine können die Ernährung nicht ersetzen. Die Zufuhr der bioaktiven Pflanzenstoffe gilt durch das Vorliegen zahlreicher wissenschaftlicher Untersuchungen als besonders wichtig.

Wenn Sie die Verwendung von Nahrungsergänzungsmitteln in Erwägung ziehen, sollten Sie darauf achten, dass diese ganze Obst- und Gemüseextrakte sowie Gewürzpflanzen enthalten (z.B. plantazym®, unter PZN 5746371 in der Apotheke oder »Antioxidant«, www.bodymed.de). Wichtig – im Sinne einer Qualitätssicherung – erscheint es hier auch auf eine

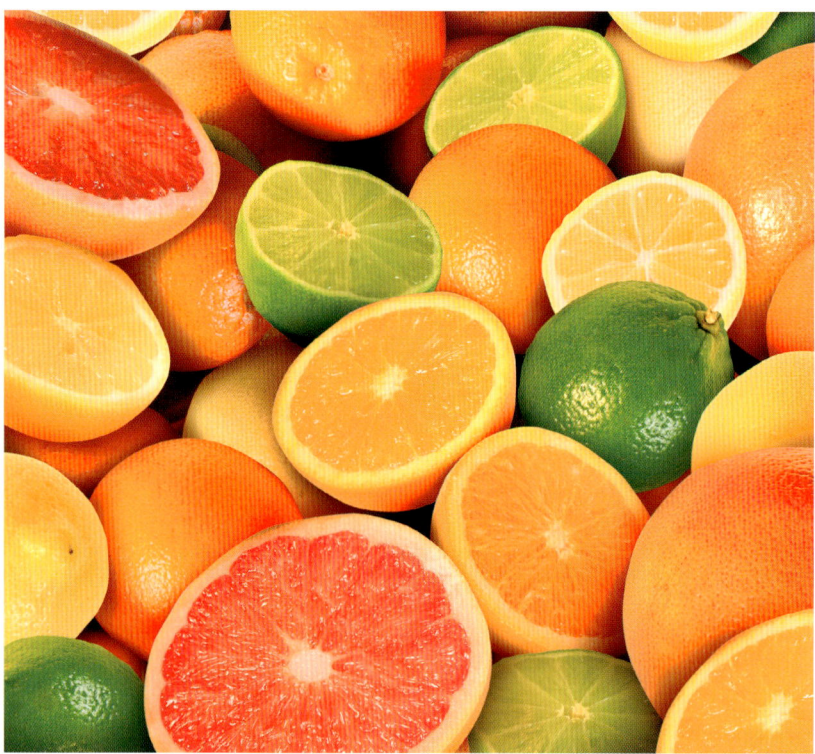

Eine Vitamin-C-reiche Kost schützt die Gefäße und senkt das Risiko für Herz-Kreislauf-Erkrankungen.

Standardisierung (z. B. auf Polyphenole) zu achten. Es sollte selbstverständlich sein, dass nur hochwertige und (auf Pestizide, Schwermetalle etc.) geprüfte Pflanzenextrakte verwendet werden, wobei Laboranalysen zeigen, dass die Ware aus biologischem Anbau nicht unbedingt weniger belastet sein muss als Extrakte, die aus konventionellem Anbau stammen. Hier ist die Seriosität des Anbieters gefragt, der entsprechend geprüfte Obst- und Gemüseextrakte verwendet bzw. entsprechende Laboranalysen in Auftrag gibt und sich im Zweifelsfall – ungeachtet der Kosten – für die unbelasteteren Extrakte entscheidet. Falls Sie Informationen zu solchen Kombinationspräparaten wünschen, können Sie mich gerne kontaktieren.

Achten Sie auf die Darreichungsform und die Zusatzstoffe!

Nahrungsergänzungsmittel sind als komprimierte Tabletten, Kapseln oder Pulver erhältlich. Tabletten haben den Nachteil, dass bei ihrer Herstellung ein hoher Druck, Füllstoffe und Bindemittel verwendet werden müssen. Röntgenuntersuchungen zeigen, dass Tabletten wesentlich länger im Magen liegen als Kapseln. Die Produktion von Kapseln ist zwar in der Regel teurer, hat aber den Vorteil, dass sie sich innerhalb kürzester Zeit im Magen auflösen.

Wer vegan lebt, dem sei empfohlen, auf die Kapselhülle zu achten. Da Gelatinekapseln viel günstiger sind als Hüllen auf Pflanzenbasis, wird sehr oft der tierischen Substanz der Vorzug gegeben. Kapselumhüllungen auf Zellulosebasis (pflanzlich) sind dagegen eher selten. Selbstverständlich ist im Zeitalter der Allergien auf Zusatzstoffe wie z. B. Laktose, Gluten, Farb- und Aromastoffe zu achten. Die Produkte sollten zudem, nach Möglichkeit, frei von Hefe und Zucker sein.

133

WIE KANN MAN EINE BELASTUNG DES KÖRPERS MIT FREIEN RADIKALEN UND MIT ENTZÜNDUNGEN FESTSTELLEN?

134

WUSSTEN SIE, DASS

- man den »oxidativen Stress« im Blut bzw. Serum feststellen kann?
- man mit solchen Messungen die Wirksamkeit von Antioxidantien nachweisen kann?
- auch unbemerkte Entzündungen im Blut nachweisbar sind?

Die attackierten und geschädigten Körperbausteine kann man messen

Die reaktionsfreudigen Winzlinge sind in ihrem Angriff auf biologische Materialien so schnell, dass sie direkt nur mit einem sehr aufwendigen und teuren Spezialverfahren gemessen werden können. Stattdessen kann man allerdings den durch die freien Radikale angerichteten Schaden an Fetten und Eiweißen im Blut bestimmen. Man erfasst beispielsweise die Reaktionsprodukte der oxidierten Fette im Blutserum oder Blutplasma. Ein solches für den im Körper herrschenden oxidativen Stress repräsentatives Reaktionsprodukt ist das »Malondialdehyd« (MDA), welches bei der Attackierung der Fette durch freie Radikale entsteht. Eine Erhöhung dieses Markers oder Radikalindikators lässt auf eine erhöhte Belastung mit den aggressiven Teilchen schließen. Zudem wirkt dieses Abbauprodukt des oxidativen Stresses selbst als Zellgift im Körper. Auch das schädliche

LDL-Cholesterin wird angegriffen und es bildet sich MDA-LDL. Dieser Parameter zeigt nicht nur den oxidativen Stress an, sondern gilt als unabhängiger Risikofaktor für die Entstehung der Atherosklerose. MDA-LDL ist für Verlaufskontrollen eher geeignet als das häufig angebotene oxidierte Gesamt-LDL, weil es stabiler und weniger anfällig für Veränderungen ist, die im Untersuchungsmaterial, auf dem Versandweg bzw. der Lagerung stattfinden können.

Besonders interessant ist die Erfassung des Anteils an oxidiertem Cholesterin (MDA-LDL). Auch die durch freie Radikale verursachte Verzuckerung der Eiweiße – die AGEs (Advanced Glycation Endproducts) – lässt sich im Serum nachweisen.

Und schließlich werden durch die reaktionsfreudigen Winzlinge auch der Zellkern und das darin enthaltene empfindliche Erbmaterial angegriffen. Oxidierte Bestandteile des Erbgutes (der DNA) werden auf eine übermäßige Belastung mit freien Radikalen zurückgeführt. Die Reaktionsprodukte (8-OHDG) werden im Urin nachgewiesen. Zudem ist es auch möglich, das »Gegengewicht« zu den freien Radikalen, nämlich antioxidativ wirksame Substanzen (z. B. Glutathion, Vitamine C und E), im Blut nachzuweisen.

Im Gegensatz zu den Routineuntersuchungen zu den üblichen Blutwerten werden Messungen zum oxidativen Stress nur von wenigen Labors angeboten. Die hier erwähnten Untersuchungen werden vom Institut für medizinische Diagnostik (IMD) Berlin – Potsdam, www.imd-berlin.de, angeboten.

135

Unbemerkte, »heimliche« Entzündungen kann man messen

Auch die problematischen unbemerkten Entzündungen, die als »heimliche Killer« gelten, kann man im Blut nachweisen. Diese Brandherde erhöhen den oxidativen Stress und begünstigen als Risikofaktoren, wie erwähnt, nahezu alle altersbedingten chronischen Erkrankungen. Daher ist auch die Erfassung dieser Marker von Interesse. Als geeignet gilt hier das hochsensitive C-reaktive Protein (hs-CRP), welches als Zeichen einer Entzündung vermehrt im Körper gebildet und im Serum nachgewiesen werden kann. Auch hs-CRP gilt als unabhängiger Risikofaktor, der für sich alleine u. a. die Gefahr für den Herzinfarkt und den Schlaganfall erhöhen kann. Auch Krebs-, Nerven- und Augenerkrankungen werden mit Entzündungen in Verbindung gebracht. Um ein noch besseres Bild von vorhandenen, unbemerkten Entzündungen zu erhalten, eignet sich zusätzlich auch die Erfassung weiterer Entzündungsmarker wie z. B. des Tumornekrosefaktors (TNF) alpha oder der Interleukine (IL) 1, 6 und 8. Auch hier kann auf das IMD Berlin-Potsdam (www.imd-berlin.de) verwiesen werden, welches äußerst fachkompetent diese spezialisierte Diagnostik anbietet.

136

ANHANG

Weiterführende Informationen zu den angesprochenen Produkten sowie zu Seminaren und Vorträgen der Autorin finden Sie unter

www.prof.drmdoell.de
E-Mail: mail@prof.drmdoell.de
Telefon (aus Deutschland): 0800 1010972
Telefon (aus dem Ausland): 06322 982404

Literaturangaben (Beispiele)

Bashar, T. et al.: Study on oxidative stress and antioxidant level in patients of acute myocardial infarction before and after regular treatment. Bangladesh Med Res Counc Bull. 2014 Aug; 40(2): 79–84.

Bernstein, P. S. et al.: Lutein, zeaxanthin, and meso-zeaxanthin: The basic and clinical science underlying carotenoid-based nutritional interventions against ocular disease. Prog Retin Eye Res. 2015 Nov 2. pii: S1350-9462(15)00086-5. doi: 10.1016/j.preteyeres.2015.10.003. [Epub ahead of print] Review.

Boeing, H. et al.: Critical review: vegetables and fruit in the prevention of chronic diseases. Eur J Nutr. 2012 Sep; 51(6): 637-63.

Dostal, A. M. et al.: Green Tea Extract and Catechol-O-Methyltransferase Genotype Modify Fasting Serum Insulin and Plasma Adiponectin Concentrations in a Randomized Controlled Trial of Overweight and Obese Postmenopausal Women. J Nutr. 2015 Nov 18. pii: jn222414. [Epub ahead of print]

Dower, J. et al.: Supplementation of the Pure Flavonoids Epicatechin and Quercetin Affects Some Biomarkers of Endothelial Dysfunction and Inflammation in (Pre)Hypertensive Adults: A Randomized Double-Blind, Placebo-Controlled, Crossover Trial. J Nutr. 2015 Jul; 145(7): 1459-63.

Fiorentini, D. et al.: Polyphenols as Modulators of Aquaporin Family in Health and Disease. Oxid Med Cell Longev. 2015; 2015: 196914. doi: 10.1155/2015/196914. Epub 2015 Aug 4. Review.

Giaconi, J. A. et al.: The association of consumption of fruits/vegetables with decreased risk of glaucoma among older African-American women in the study of osteoporotic fractures. Am J Ophthalmol. 2012 Oct; 154(4): 635-44.

Ghosh, D. et al.: Vascular action of polyphenols. Mol Nutr Food Res. 2009 Mar; 53(3): 322-31.

Grover, A. K. et al.: Antioxidants and vision health: facts and fiction. Mol Cell Biochem. 2014 Mar; 388(1–2): 173-83.

Janiques, A. G. et al.: Effects of grape powder supplementation on inflammatory and antioxidant markers in hemodialysis patients: a randomized double-blind study. J Bras Nefrol. 2014 Oct–Dec; 36(4): 496–501.

Kesse-Guyot, E. et al.: Total and specific polyphenol intakes in midlife are associated with cognitive function measured 13 years later. J Nutr. 2012 Jan; 142(1): 76–83.

Macready, A. L. et al.: Flavonoid-rich fruit and vegetables improve microvascular reactivity and inflammatory status in men at risk of cardiovascular disease-FLAVURS: a randomized controlled trial. Am J Clin Nutr. 2014 Mar; 99(3): 479-89.

McCall, D. O. et al.: Dietary intake of fruits and vegetables improves microvascular function in hypertensive subjects in a dose-dependent manner. Circulation. 2009 Apr 28; 119(16): 2153-60.

Martínez-González, M. A. et al.: Benefits of the Mediterranean Diet: Insights From the PREDIMED Study. Prog Cardiovasc Dis. 2015 Jul–Aug; 58(1): 50–60

Petrick, J. L. et al.: Dietary intake of flavonoids and oesophageal and gastric cancer: incidence and survival in the United States of America (USA). Br J Cancer. 2015 Mar 31; 112(7): 1291-300.

Pfeuffer, M. et al.: Effect of quercetin on traits of the metabolic syndrome, endothelial function and inflammation in men with different APOE isoforms. Nutr Metab Cardiovasc Dis. 2013 May; 23(5): 403-9.

Rangel-Huerta, O. D.: Normal or High Polyphenol Concentration in Orange Juice Effects Antioxidant Activity, Blood Pressure and Body Weight in Obese or Overweight Adults. J Nutr. 2015 Aug; 145(8): 1808-16.

Rabassa, M. et al.: Low Levels of a Urinary Biomarker of Dietary Polyphenol Are Associated with Substantial Cognitive Decline over a 3-Year Period in Older Adults: The Invecchiare in Chianti Study. J Am Geriatr Soc. 2015 May; 63(5): 938-46.

Rautiainen, S. et al.: Higher Intake of Fruit, but Not Vegetables or Fiber, at Baseline Is Associated with Lower Risk of Becoming Overweight or Obese in

Middle-Aged and Older Women of Normal BMI at Baseline. J Nutr. 2015 May; 145(5): 960-8.

Shukitt-Hale, B. et al.: The beneficial effects of berries on cognition, motor behaviour and neuronal function in ageing. Br J Nutr. 2015 Nov; 114(10): 1542-9.

Urquiaga, I. et al.: Wine grape pomace flour improves blood pressure, fasting glucose and protein damage in humans: a randomized controlled trial. Biol Res. 2015 Sep 4; 48:49.

van Bussel, B.C. et al.: A healthy diet is associated with less endothelial dysfunction and less low-grade inflammation over a 7-year period in adults at risk of cardiovascular disease. J Nutr. 2015 Mar; 145(3): 532-40.

Wang, J. et al.: Biomarkers of Dietary Polyphenols in Cancer Studies: Current Evidence and Beyond. Oxid Med Cell Longev. 2015; 2015:732302.

Wu, J. et al.: Intakes of Lutein, Zeaxanthin, and Other Carotenoids and Age-Related Macular Degeneration During 2 Decades of Prospective Follow-up. JAMA Ophthalmol. 2015 Oct 8:1–10. doi: 10.1001/jamaophthalmol.2015.3590. [Epub ahead of print]

Woodside, J.V. et al.: Carotenoids and health in older people. Maturitas. 2015 Jan; 80(1): 63-8.

REGISTER

BILDNACHWEIS

Kompetente Hilfe und Expertenrat:

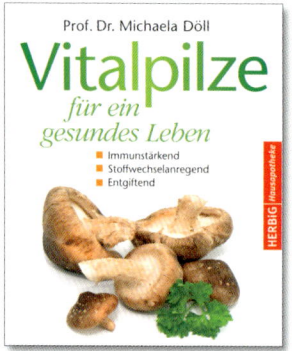

176 S., ISBN 978-3-7766-2690-2

Prof. Dr. Michaela Döll erklärt
Anwendungen zu den zehn
wichtigsten Vitalpilzen wie
Shiitake, Reishi und Judasohr.
Mit Rezepten für eine gesunde
Genussküche.

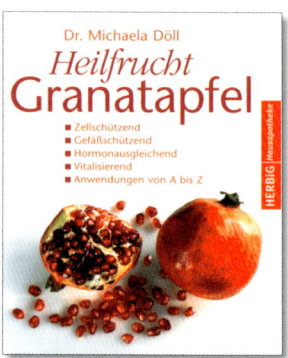

176 S., ISBN 978-3-7766-2548-6

Schmeckt gut und heilt: Die
Götterfrucht ist vielseitig ein-
setzbar für Wohlbefinden,
strahlendes Aussehen und ein
glückliches Liebesleben.

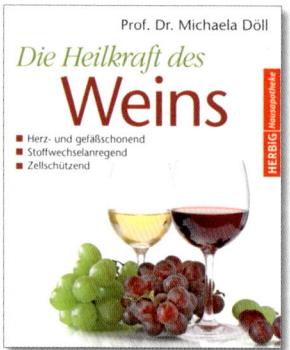

160 S., ISBN 978-3-7766-2732-9
Auch als E-Book 978-3-7766-8186-4

Enorme Vielseitigkeit und
Wirkungskraft für Kreislauf,
Verdauung und Antiaging:
Mit vielen Heilanwendungen
sowie Tipps für eine wohltuende
Weintraubenkosmetik.

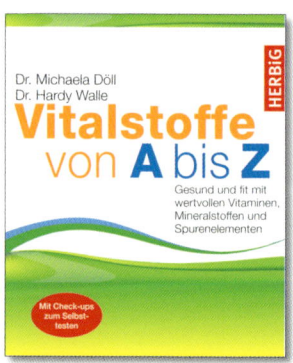

176 S., ISBN 978-3-7766-2663-6

Ideale Orientierungshilfe für
alle, die sich im Dschungel der
Vitalstoffkombinationen auskon-
nen wollen. Mit Check-ups zum
Selbsttesten und Informationen
über mögliche Wechselwirkun-
gen mit Arzneimitteln.

Bücher von Prof. Dr. Michaela Döll

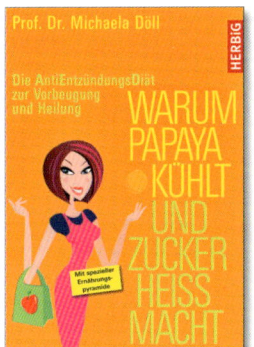

152 S., ISBN 978-3-7766-2728-2
Auch als E-Book 978-3-7766-8182-6

Die AntiEntzündungsDiät von
Prof. Dr. Michaela Döll basiert
auf den neuesten wissenschaftlichen Erkenntnissen und ist un-
kompliziert, wirkungsvoll und
vor allem lecker.

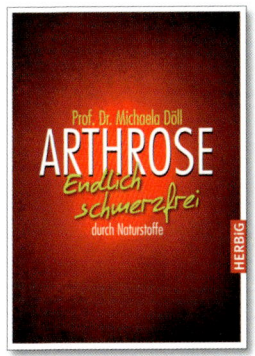

144 S., ISBN 978-3-7766-2760-2

Fundierter Ratgeber zu
Ursachen und Verlauf, mit
zahlreichen wirkungsvolle
Therapien. So kann man mit
natürlichen Biostoffen wieder
beschwerdefrei leben!

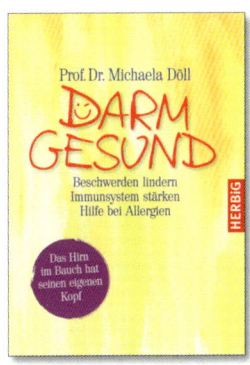

152 S., ISBN 978-3-7766-2772-5
Auch als E-Book 978-3-7766-8226-7

Wenn der Darm in Balance
ist, fühlen wir uns wohl:
Michaela Döll erklärt, wie
wir u.a. mit guten Keimen und
Ballaststoffen die Darmflora
wieder ins Lot bringen.

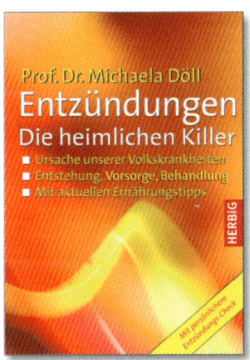

224 S., ISBN 978-3-7766-2436-6

Das Grundlagenwerk informiert
umfassend über Entzündungen
als Krankheitsauslöser und
zeigt, wie wir unsere Gesundheit durch bewusste Ernährung
und den richtigen Lebens-
stil erhalten können.

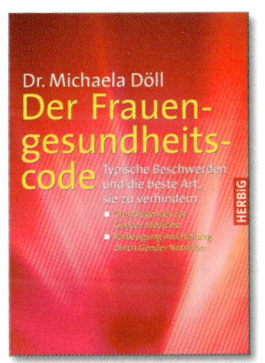

176 S., ISBN 978-3-7766-2620-9

Prof. Dr. Michaela Döll
zeigt, welche medizinische
Hilfe speziell Frauen brauchen. Mit vielen Tipps für
eine frauenfreundliche
Ernährung (»Gender
Nutrition«).

Weitere Informationen
finden Sie unter
www.herbig-verlag.de